おかげさまで 25 年

レジデントノートは 2023 年度で
『創刊 25 年目』となります.
これからも読者の皆さまの声を大切に,
レジデントノートだからこそ読める,
研修医に必要なことをしっかり押さえた
誌面をお届けしてまいります.
どうぞご期待ください！

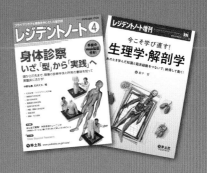

徳洲会は北海道から沖縄、都会からへき地離島まで75病院
総職員数約 40,000 名常勤医師約 3,000 名の病院グループです。

MEDICAL GROUP
TOKUSHUKAI

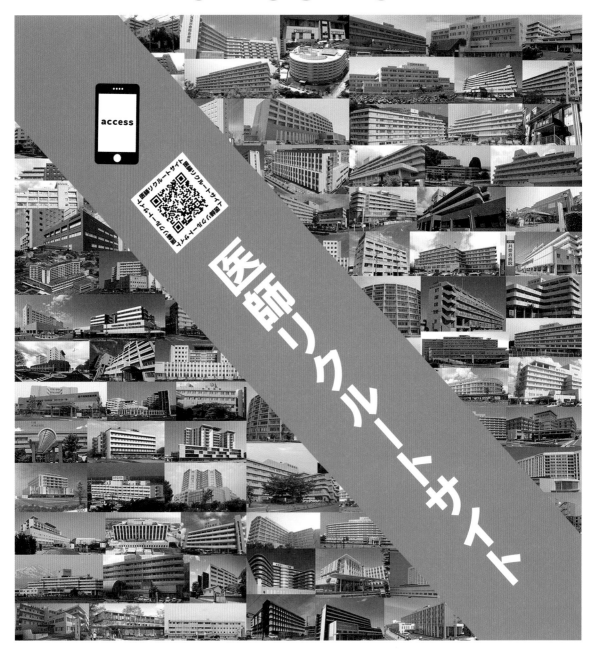

レジデントノート

contents

2023 7
Vol.25-No.6

特集

救急腹部CTの危険なサインを見逃さない！

撮像条件の選び方・読影のコツから
迅速な治療につなげる次の一手まで

編集／金井信恭〔東京北医療センター 救急科〕

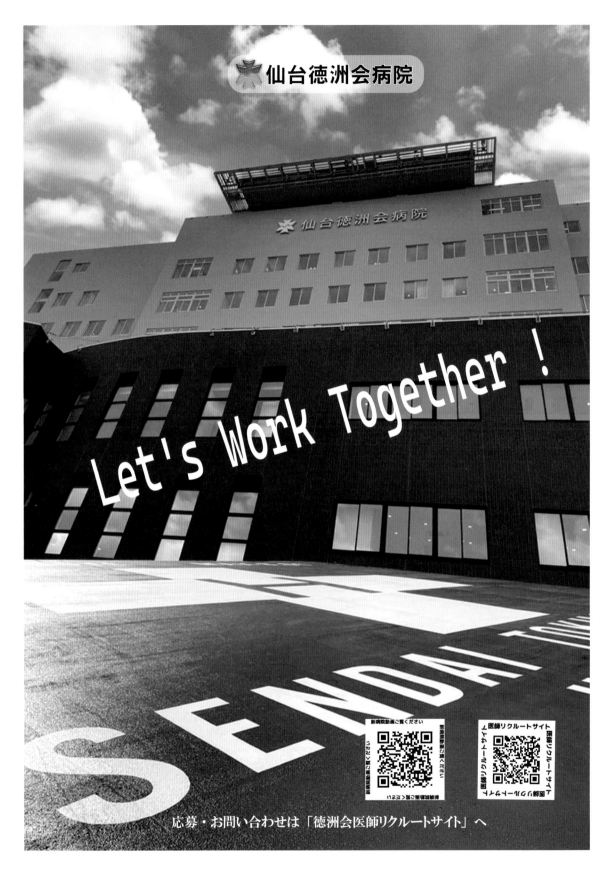

仙台徳洲会病院

Let's Work Together !

応募・お問い合わせは「徳洲会医師リクルートサイト」へ

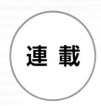
連 載

レジデントノート
contents
2023 7
Vol.25-No.6

※「内科病棟診療のためのPractice-Changing Evidence」と
「よく使う日常治療薬の正しい使い方」はお休みさせていただきます．

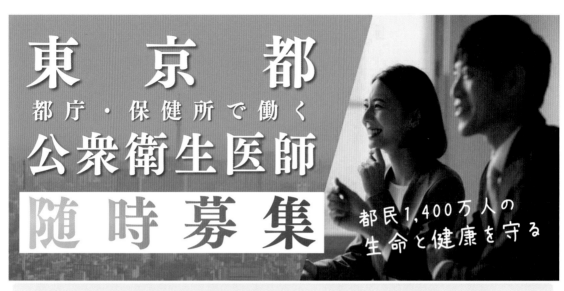

東京都
都庁・保健所で働く
公衆衛生医師
随時募集

都民1,400万人の
生命と健康を守る

公衆衛生のフィールドにチャレンジしてみませんか？

公衆衛生医師は、公衆衛生・予防医学の視点から、地域住民の健康を支える行政職の医師です。
主な職場は都庁や都内31か所の保健所。保健・医療・福祉の幅広い分野に携わり、
行政職として事業の仕組み・ルール・システム作りの役割も担います。
東京都では、公衆衛生行政の経験がなくても安心して働ける環境が整っています。

Check！公衆衛生医師採用サイト

採用関連イベントの開催情報や、
仕事・職場の魅力を発信しています。
資料請求やお問合せも随時受付中！

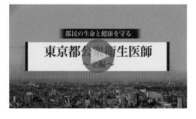

動画で分かる！
どんな仕事？
職場の雰囲気は？

東京都公衆衛生医師　募集	検索

採用関連イベント情報

業務説明・個別相談会や、
現役医師と話せるオンライン座談会を定
期的に開催しています！
詳細・お申込みは採用サイトへ

6/24（土）13:30〜17:00

第1回 業務説明・個別相談会
会場：多摩府中保健所

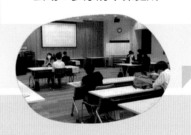

応募資格	医師免許を取得し、初期臨床研修を修了した方
勤務場所	東京都・特別区・八王子市・町田市の保健所及び本庁
業務内容	感染症対策・精神保健・健康相談・母子保健・難病対策など
勤務条件	1日7時間45分勤務、土日・祝日及び年末年始は休み（ただし、緊急時は超過勤務・休日出勤あり）

お問合せ先　東京都福祉保健局 保健政策部 保健政策課 公衆衛生医師担当
電話：03-5320-4335（直通）　Eメール：S0000282@section.metro.tokyo.jp

 東京都

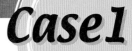

意識消失で発症した80歳代女性

（出題・解説）井上明星

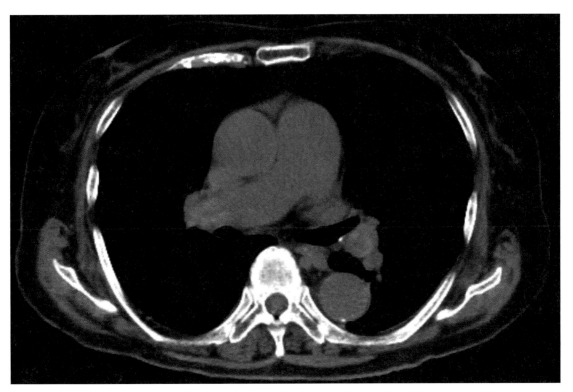

図1　胸部非造影CT

病歴	80歳代女性．原発不明癌の精査のため入院中．歩行時に意識消失を認めた． **バイタルサイン**：血圧 101/67 mmHg，脈拍数 113回/分，体温 36.9℃，SpO$_2$ 90％． **血液検査所見**：Ht 33.7％，Hb 10.9 g/dL，WBC 6,800/μL，PLT 19.5万/μL，TP 6.3 g/dL，Alb 2.7 g/dL，AST 11 U/L，γ-GTP 37 U/L，ALT 12 U/L，ALP 92 U/L，T-Bil 0.5 mg/dL，Na 136 mmol/L，K 4.4 mmol/L，Cl 104 mmol/L，BUN 17.9 mg/dL，Cre 0.95 mg/dL，CRP 6.44 mg/dL，Fibrinogen 469 mg/dL，D-dimer 40.1 μg/mL．

問題	**Q1：非造影CT（図1）での異常所見は何か？** **Q2：追加すべき検査は何か？** **Q3：この症例におけるリスクファクターは何か？** 本症例はweb上での連続画像の参照を推奨します．

Akitoshi Inoue（滋賀医科大学 放射線医学講座）

web上にて本症例の全スライスが閲覧可能です．

Answer

解答 静脈血栓塞栓症（VTE）〔肺血栓塞栓症（PTE）および深部静脈血栓（DVT）〕

A1：両側肺動脈主幹部の高吸収域（図1）．
A2：造影CT（胸部の肺動脈相，下肢の遅延相）．
A3：悪性腫瘍（原発不明癌）

解説　肺血栓塞栓症（pulmonary thromboembolism：PTE）は肺動脈に血栓が遊離して肺動脈を閉塞することで発症する重篤な救急疾患である．主な血栓源は下肢の深部静脈血栓（deep vein thrombosis：DVT）に由来するため，PTEとDVTをあわせて静脈血栓塞栓症（venous thromboembolism：VTE）と呼ぶこともある．本症例では，非造影CTに続き行われた造影CTでPTEとDVTが認められ（図2），VTEと診断された．

血栓形成の要因としてVirchowの三徴（血流の停滞，血管内皮障害，血液凝固能亢進）が知られているが，具体的な静脈血栓塞栓症の危険因子として加齢，肥満，妊娠，外傷，骨折，術後，長期臥床，悪性腫瘍，自己免疫疾患，慢性炎症性疾患などがあげられる．本症例は悪性腫瘍が背景にみられたが，悪性腫瘍による凝固亢進状態をTrousseau症候群と呼ぶ．症状は，突然の呼吸苦，胸痛，失神のような重篤な症状の頻度が高いが，ふらつき，血痰，咳嗽といった非特異的な症状で発症することもある．積極的に本疾患を疑い，検査を行わなければ診断に至らないこともある．

とはいえ，疑わしければ全例に造影CTを行えばよいわけではなく，①臨床情報によるVTEの可能性の評価，②D-dimer測定，③造影CTの3段階を経た診断戦略を立てる[1]．D-dimerは感度が高く，特異度の低い検査であり，診断の除外に有用とされるが，検査前確率を考慮して測定する必要がある[2]．Clinical impressionからVTEの可能性が低く，かつPE rule out criteria（表）の8項目がすべて陰性の場合にVTEが存在する確率は0.1％とされ[3]，それ以上の精査は不要とされる[1]．反対に，臨床的可能性が高い場合には，D-dimerが高値を示しても検査後確率はあまり変わらず，低値を示した場合でも，結局は造影CT検査を行うことになるため，D-dimerの測定は不要とされる[1]．診断戦略に関する詳細については文献1，2を参照していただきたい．

胸部CTが本疾患の診断，除外に優れた画像検査であるが，造影CTによる胸部の肺動脈相と下肢がスキャンされた遅延相が含まれている必要がある．肺動脈血栓では，非造影CTで新鮮血栓は高吸収域として認められ，造影CTでは肺動脈内に欠損像として認められる．血栓は細長い形態をしているので，肺動脈の分枝に跨るような形態を示すこともある．右心負荷を反映した右心系の拡大を認めることもある．深部静脈血栓症では，血管の拡張，静脈周囲脂肪組織の濃度上昇，静脈壁の濃染，下肢の腫脹を認める．

引用文献

1) Freund Y, et al：Acute Pulmonary Embolism: A Review. JAMA, 328：1336-1345, 2022（PMID：36194215）
2) 日本循環器学会, 他：肺血栓塞栓症および深部静脈血栓症の診断、治療、予防に関するガイドライン（2017年改訂版）. 2018 https://www.j-circ.or.jp/cms/wp-content/uploads/2017/09/JCS2017_ito_h.pdf
3) Freund Y, et al：Effect of the Pulmonary Embolism Rule-Out Criteria on Subsequent Thromboembolic Events Among Low-Risk Emergency Department Patients：The PROPER Randomized Clinical Trial. JAMA, 319：559-566, 2018（PMID：29450523）

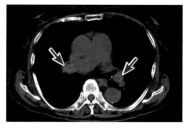

図1　胸部非造影CT
両側肺動脈の主幹部に高吸収域を認める（➡）．

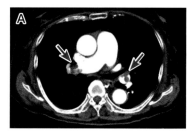

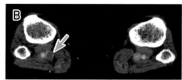

図2　造影CT（A：胸部，B：下肢）
両側肺動脈主幹部に造影欠損を認める（A➡）．右膝窩静脈に造影欠損とリング状濃染を認める（B➡）．
A）肺動脈相，B）遅延相．

表　PE rule out criteria

・片側の下肢腫脹
・心拍数＞99回/分
・4週間以上の長期臥床または手術既往
・PTEまたはDVTの既往
・喀血
・年齢＞49歳
・$SpO_2 < 95\%$
・エストロゲン製剤の使用

胸部異常陰影で紹介となった60歳代男性

（出題・解説）**井窪祐美子，徳田 均**

WEBで読める！

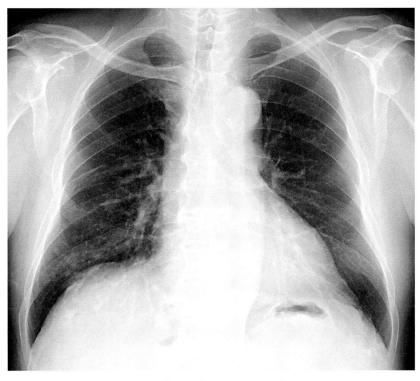

図1 胸部単純X線写真（正面像）

病歴

症例：60歳代，男性． **主訴**：なし（胸部異常陰影）． **併存症**：潰瘍性大腸炎，高血圧症．
常用薬：タクロリムス4 mg／日，スルファメトキサゾール・トリメトプリム1錠／日，ラベプラゾール10 mg／日，アジルサルタン20 mg／日．
職業：事務職． **喫煙**：40本×45年． **飲酒**：機会飲酒． **粉塵吸入歴**：なし．
アレルギー歴：なし． **家族歴**：特記すべきことはない．
現病歴：潰瘍性大腸炎で当院消化器科に通院し，タクロリムスの投与を受けていた．潰瘍性大腸炎の治療強化目的で入院した際のCTにて胸部異常陰影を認め，2週間後にCTを再検したところ，陰影が悪化傾向であったため，当科に紹介となった．
身体所見：身長170 cm，体重72 kg，体温36.8℃，SpO_2 98 %（室内気）．意識清明．頸静脈拡張なし．胸部：肺音清，心雑音なし．腹部：肝・腎・脾を触知しない．表在リンパ節を触知しない．浮腫はない．神経学的所見：特に異常を認めない．
血液検査：WBC 5,100／μL（好中球70.0 %，リンパ球23.3 %，好酸球1.2 %），Hb 9.0 g/dL，Plt 18.9万／μL，AST 10 IU/L，ALT 12 IU/L，LD 173 U/L，CK 26 U/L，BUN 13 mg/dL，Cr 1.36 mg/dL，CRP 1.1 mg/dL，血沈72 mm．

問題

Q1：胸部単純X線写真（図1）の所見は？

Q2：診断のためにさらに必要な検査は？

Yumiko Ikubo, Hitoshi Tokuda（JCHO東京山手メディカルセンター 呼吸器内科）

Answer ▶▶▶

ある1年目の研修医の診断	**解答**	**肺クリプトコッカス症**
右下肺野，横隔膜のすぐ上に限局性の透過性低下を認めます．肺炎疑いで胸部CTを撮像します．		**A1**：胸部単純X線写真で右下肺野に多発結節影を認める（図1○）． **A2**：免疫抑制治療下であり，感染症の可能性を第一に考え検査を行う．胸部単純X線にて右下肺野に複数の結節影を認めることから，抗酸菌感染症のほか肺クリプトコッカス症を疑い，血液検査にてT-SPOT TBやクリプトコッカス・ネオフォルマンス抗原を測定する．

解説　胸部単純X線写真では右下肺野に横隔膜に接して多発結節影を認める（図1○）．胸部CTでは右下葉に限局した大小不同の不整な結節影を多数認める（図2➡）．結節影の境界は比較的明瞭である．一部の結節影は隣接，融合している（図3➡）．同一肺葉内に限局する多発結節影は肺結核症でもありうるが，肺クリプトコッカス症に特徴的であり，本症例においては，血清クリプトコッカス・ネオフォルマンス抗原は陰性であったが，気管支鏡検査を施行し洗浄液の培養で*Cryptococcus neoformans*（*C.neoformans*）が検出されたため，肺クリプトコッカス症と診断し，治療を開始した．

クリプトコッカス症は経気道感染症であり，真菌である*C.neoformans*の吸入により起こる．*C.neoformans*が肺胞内に到達すると，肺胞マクロファージが活性化し，肺局所に肉芽腫を形成し真菌を封じ込める．HIV感染症などの免疫不全者では，この免疫応答が正常に働かず，ときに髄膜炎をはじめとした肺以外の臓器への播種が問題となる．

胸部CTでは肉芽腫形成による境界明瞭な結節影を認める．好発部位は胸膜直下であり，同一肺葉内に多発する傾向がある．空洞形成を伴うことも多い．多数の結節が集簇した場合には抗酸菌感染症との鑑別が問題となるが，肺クリプトコッカス症ではtree-in-bud appearanceのような細気管支病変を呈することは稀である[1]．

肺クリプトコッカス症の確定診断は，気管支鏡検査の検体（経気管支肺生検や気管支洗浄液など）から*Cryptococcus*属が分離培養されるか，あるいは病理学的に菌体を証明することで行われる．喀痰からの検出率は低い．真菌感染症の血清学的診断法としてβ-D glucan測定が有名であるが，クリプトコッカス症では上昇することは少ない．血清クリプトコッカス抗原検査が診断に有用であり，感度80～100％，特異度90％といずれも高いが，結節が小さい場合は偽陰性になることが報告されている．長径20 mm以上であれば陽性となることが多い[1]．

肺クリプトコッカス症の治療は数カ月間の抗真菌薬投与が基本である．髄膜炎を合併していない比較的軽症の患者では，基礎疾患がなければフルコナゾール200～400 mg/日を3カ月間，基礎疾患があれば6カ月間の投与が推奨されている．髄膜炎合併症例では，アムホテリシンBの点滴静注とフルシトシン経口投与の併用を行う[2]．

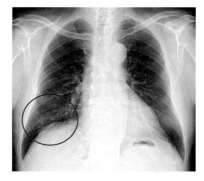

図1　胸部単純X線写真（正面像）

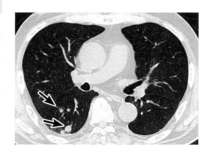

図2　胸部単純CT（右S6レベル）

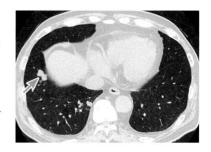

図3　胸部単純CT（肺底部）

引用文献
1）「胸部のCT 第4版」（村田喜代史，他/編），pp379-381，メディカル・サイエンス・インターナショナル，2018
2）国立感染症研究所：クリプトコックス症の治療．2015
　https://www.niid.go.jp/niid/ja/iasr-sp/2318-related-articles/related-articles-428/6002-dj4286.html

本コーナーはWebでもご覧いただけます（過去の症例の閲覧には会員登録が必要です）：www.yodosha.co.jp/rnote/gazou_qa/index.html

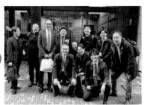
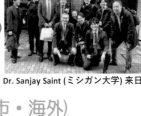
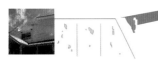

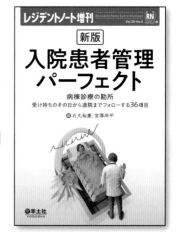

救急科専門医プログラム

Tokyo Women's Medical University Adachi Medical Center
Emergency and Critical Care Center

2024年度入局 後期研修医募集

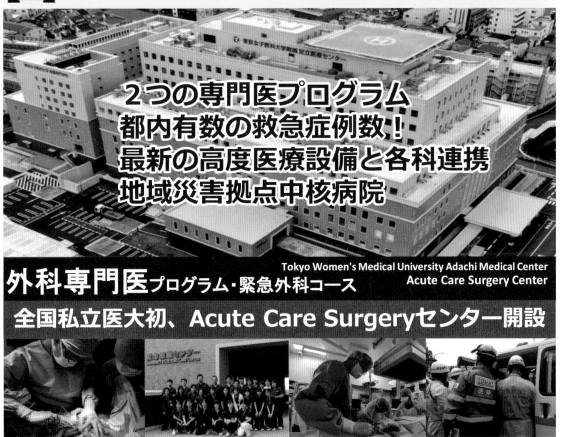

2つの専門医プログラム
都内有数の救急症例数！
最新の高度医療設備と各科連携
地域災害拠点中核病院

外科専門医プログラム・緊急外科コース

Tokyo Women's Medical University Adachi Medical Center
Acute Care Surgery Center

全国私立医大初、Acute Care Surgeryセンター開設

都東北部（荒川・足立・葛飾：人口137万人）唯一の救命センター
救急医療の最後の砦として, 三次救急患者およびER患者の
初療・手術・集中治療を中心に診療, 教育, 研究に全力で挑みます

見学随時
受付中

病院救急部門の重症治療のリーダーとなる「**病院救急医**」
救急医の実力を地域医療の中で発揮する「**在宅救急医**」
緊急手術を執刀し集中治療を行う「**Acute Care Surgeon**」

外科医と救急医、当プログラムで育成します

救命センター長 庄古 知久

【令和4年度診療実績】救急受診患者数 6,041人(病院全体)/救急車受け入れ件数 3,762件/3次救急受け入れ件数 1,362件/
救命救急センター入院患者数 1,164人 【施設】病院用ヘリポート、Hybrid ER systemなど

ACSセンター公式HP

救急医療科公式HP

東京女子医科大学附属足立医療センター 救命救急センター

問い合わせ先：ikyokuer.ao@twmu.ac.jp
03-3857-0111（内線：24853）

救急医療科医局・Acute Care Surgeryセンター医局

信頼されて25年

レジデントノートは

2023年も研修医に寄りそいます！

レジデントノートは
年間定期購読
がオススメ

特典1 レジデントノート定期購読 **2大特典** 特典2

通常号がブラウザでいつでも読める

WEB版サービス
をご利用いただけます

- スマートフォンやタブレットがあればレジデントノート通常号がいつでもどこでも読める！
- 自宅で冊子、職場はWEB版と使い分けが可能！
- 便利な検索機能で目的の記事がすぐ見つかる！

※ご利用は原則ご契約いただいた羊土社会員の個人の方に限ります

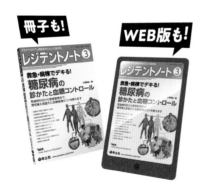

新規申込みで

オリジナルペンライト
をプレゼント

※デザイン・色は変更になる可能性がございます

2023年 **期間限定**
2月1日〜7月31日まで

瞳孔ゲージ付き

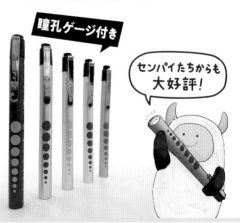

センパイたちからも
大好評！

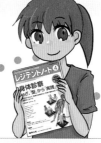
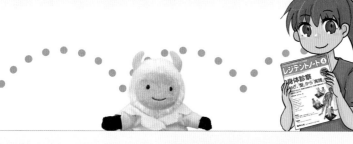

新刊・近刊のご案内

月刊　"実践ですぐに使える"と大好評！

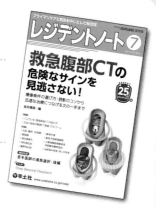

8月号
（Vol.25-No.7）
ひとまずここだけ！ 病棟での栄養療法 （仮題）
編集／松本朋弘

9月号
（Vol.25-No.9）
心エコー　もっと使おう、FoCUS！（仮題）
編集／山田博胤，和田靖明

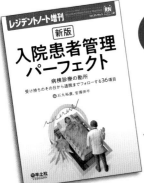

増刊　1つのテーマをより広く，より深く，もちろんわかりやすく！

Vol.25-No.5
（2023年6月発行）
新版　入院患者管理パーフェクト

→p.992もご覧ください！
編集／石丸裕康，官澤洋平

Vol.25-No.8
（2023年8月発行）
救急、プライマリ・ケアでの神経診療が
わかる、できる！
編集／安藤孝志

以下続刊…

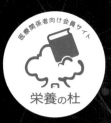
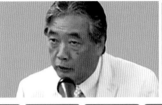
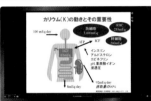
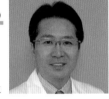
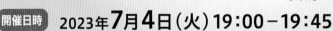

救急腹部CTの危険なサインを見逃さない！

撮像条件の選び方・読影のコツから
迅速な治療につなげる次の一手まで

特集にあたって

金井信恭

1 救急診療におけるCTの役割

　　救急外来から依頼する画像検査にはいくつかのモダリティがありますが，腹部救急領域では得られる情報量，利便性，客観性などの面から何といってもCTが主役といえるでしょう．近年多くの施設で使用しているCTはMDCT（multidetector-row CT）であり，CTの検出器の多列化により，時間分解能・空間分解能が圧倒的に向上しています．救急医療のフローを大きく変え，救急の現場では正直なくてはならないモダリティとなっており，さらなる進化改良を続けています．救急外来の室内あるいは至近距離に配備されている施設も多いでしょう．しかし臨床の現場において時間的制約もあるなかで，このツールをうまく使いこなし，なるべく多くの情報を得るためには一定の修練が必要であり，一朝一夕にはなかなか難しいのが現状ではないでしょうか．

2 救急でのCT検査の流れ−撮像の依頼まで

　　今回の特集は腹部救急CTの読み方が中心になりますが，筆者はそこに至るまであるいはその先どうするかまでを考えた ① 疾患を疑う→ ② 依頼する→ ③ 読影する→ ④ 診断から治療へという流れを大事にしています．

　　救急外来で当直やローテートする，あるいは内科外来の初診などで急患のファーストタッチにあたる研修医，若手医師が実際に腹痛を主訴に来院した患者を診察する場合，まずは緊急性や重症度が高いかどうかを判断します．病歴聴取や身体所見からある程度の鑑別疾患を絞り込みながら，採血や腹部超音波検査を行い，腹部CT検査の適応を考えます．そのためCTを依頼する場合には疑う疾患に合った適切な撮像条件を指示する必要があり，スキャン範囲のほか造影剤を使用するべきか否かを考えます．そのため造影剤使用の禁忌，原則禁忌に関してはきちんと理解しておく必要があります．

　　撮像条件では，例えば造影は単回でよいのか複数の時相（ダイナミック造影CT）で撮影するのかを含めて指示する必要があります．それぞれの撮影には当然意味があり役割があ

ります．各病院で決めてある撮影プロトコールを確認しておきましょう．

　依頼情報の記載に関しては，時間的制約があっても端折ってはいけません．放射線科医師，技師に患者背景，主訴，得られた所見などの臨床情報をきちんと伝えることは，前述のプロトコールを考えるうえでも重要であり依頼する側として当然の責務であり，チーム医療の一端であると考えています．読影にあたりレポートを作成くださる放射線科医師に対しても，省略された情報では臨床で何を疑い何を知りたいのかが伝わらず，読影の的がズレてしまったり画像診断の精度が下がってしまう可能性もあります．

3 救急でのCT検査の流れ－読影して診断・治療 その後は？

　さあいよいよ撮像された画像を見ていきましょう．本特集では総論の「腹部救急CTの読み方」，「主訴と救急の腹部CT撮像プロトコール」で，前述した読影前の考え方，読影についての基本的な確認事項を説明した後に，各論で救急外来で必ず出合う疾患や緊急性の高い見逃してはいけない所見などについて，いつも救急現場で研修医と恊働しながら丁寧に指導くださる先生方に解説いただいております．"ここだけは！"という点をしっかりとおさえていただいていますが，せっかく読影できても迅速に治療に結びつけなくては患者を救うことはできません．保存的治療 or IVR or 手術といった読影後の治療についてこの所見を認めたら何を選択すべきかも各疾患ごとに記載してありますので参考にしましょう．

　診療放射線技師の読影補助や遠隔読影もどんどん普及していますが，24時間体制で放射線科医がリアルタイムに救急画像を読影できる施設は大学病院を中心にごく限られており，多くの施設では時間外など夜間救急担当医（当直医）がCT画像を見て診断されていると思います．なかには重要な所見が見逃されていたり，目的範囲や関心領域以外に偶発的に異常所見がみつかり（incidental findings）後から放射線科医からフィードバックを受けることがあるかもしれません．急性大動脈解離，大腸穿孔，上腸間膜動脈閉塞症などいずれも怖い病気ですが，患者の訴えが乏しいため念頭になく，画像所見が最初は軽微で見落としてしまった結果致死的な状況になる場合もあります．まずは1件1件のCT読影経験を大事にし，可能な限り自分で見て考えてその場で答えを出しましょう．そしてその後の患者経過（手術記録，読影レポート，転帰など）は必ず追いかけて，少しでも多くの知識を積み重ねていきましょう．間違っていても現時点で自分はこう思い，こう考えたというプロセスは後からフィードバックを受け復習する場合にも，自分は何が足りなかったのか，何を知らなかったのかなどがわかり，次に活かせる足がかりになるでしょう．

　臨床の傍で本特集が少しでも皆さんの救急現場で役に立つよう祈念しております．

Profile

金井信恭（Nobuyasu Kanai）

東京北医療センター 救急科
救急外来で日々，若手医師と恊働しながら急患に対応，ワークステーションで救急CT診断を行っています．近年このような編集や執筆の機会をいただくようになり，若手医師に少しでも救急CT診断に興味をもってもらい楽しさや魅力を伝えられるよう自身も勉強中です．

【総論】

ここだけは！腹部救急CTの読み方

金井信恭

---

① まずは自施設のMDCTの特性を知る
② モニター読影で，ポイントを押さえながら見落としを防ぐ

はじめに

　この稿では救急当直など最前線で戦う研修医・若手医師の一助となるべく，現場で聞いてみると意外と知られていなかったあるいは質問が多かったCTの特性，モニター読影で重要なポイント，逐一読影方法など「腹部救急CT読影の基本的な方法」について "ここだけは！" という点を解説します.

1 MDCTの特性（MPR，thin sliceなど）を知る

1）MDCTとは

　まずはじめにみなさんがそれぞれの施設で使用しているCTの特性を理解する必要があります. 1990年代後半に登場，現在全国の救急病院で広く普及しているMDCT（multidetector-row CT）は，検出器の多列化により時間分解能が向上し，撮像時間が大幅短縮しました. 広範囲の多時相撮影（ダイナミック造影CT）が可能となり，例えば多発外傷では多臓器損傷による多発性の出血源を捉え，異なる領域の出血も同時に描出することができ，手術やIVR（interventional radiology）など治療方針を決定するための情報が得られるようになりました. 空間分解能は検出器幅0.5〜1 mmで，1回転あたり約0.3〜1秒での高速回転撮影による等方性ボリュームデータが得られることから，三次元画像処理方法−代表的なものとして多断面再構成像（multi-planar reconstruction：MPR，後ほど詳しく解

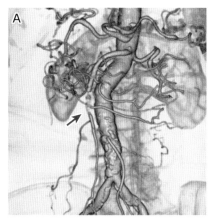 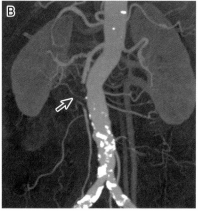

図1　ボリュームレンダリング法（VR）と最大値投影法（MIP）

80歳代女性．SMA塞栓症．
A）ボリュームレンダリング法（volume rendering：VR）：単一の閾値による表面情報
　　だけでなく被写体の内部情報（CT値）を反映させた三次元画像構築法．
B）最大値投影法（maximum intensity projection：MIP）：血管の観察などによく用い
　　られる．CT値の高いものを強調して画像表示する．
➡は閉塞部．

説），ボリュームレンダリング法（volume rendering：VR，図1A），最大値投影法（maxi-mum intensity projection：MIP，図1B）などの画質が向上しています．

2）新世代のCT

近年では通常CTと比して検出器幅0.25 mmである高精細CTの登場で空間分解能はより向上しました．また管電圧の異なる2種類のX線でCTを撮影し，これらのデータの違いから従来のCTより高精度な物質弁別が可能であるDual-energy CT，より高分解能・高速撮像，被ばく量大幅低減，スペクトラムイメージングが可能な新しい技術であるフォトンカウンティングCTが臨床の現場にも続々導入されています．

3）thin sliceでの読影

さて皆さんが今モニター読影している腹部CT画像は何ミリ厚でしょうか？ 5 mm厚が配信され，読影している場合が一般的ですが，16列以上のMDCTであれば一般的には0.5〜1 mm厚でスキャンされていることが多いです．医療用画像管理システム（picture archiving and communication systems：PACS）の容量負荷軽減や読影時の負担軽減のために，このデータを5 mm厚に再構成し配信されています．もともと小さい虫垂を探す場合やわずかな腸管外ガス検索の場合など，5 mm厚で異常がないように見えても，当然スライス間隔より小さい異常所見の指摘は難しい場合があり，0.5〜1 mm厚のthin sliceで読影する必要があるのです（図2）．

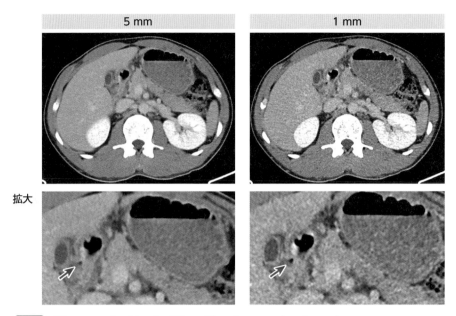

図2 CTのスライス厚による違い（左：5 mm，右：1 mm）

30歳代男性．上腹部痛，造影CT，穿孔性十二指腸潰瘍．
➡が十二指腸球部壁外の1泡の壁外ガスである．より薄い1 mm厚の方が明瞭にみられる．

4) MPRを活用する

　　MPRとは3次元ボリュームデータから画像データを処理し，断面画像を再構成する方法で任意方向の断層画像が容易に得られます．一般的には横断像（Axial像）に慣れていると思われますが，矢状断像（Sagittal像），冠状断像（Coronal像）も放射線技師がビューアーに配信くださる施設も多いと思います．横断像にとらわれず，通称"サジ／コロ"（矢状断像／冠状断像）も読影には有用な場合も多く，横断像で所見が拾いづらい場合など，放射線技師にリクエストし，読影に慣れておきましょう．ほかにも各標的を任意のあらゆる方向から切り取ったOblique像（図3A，B），膵臓や歯のように彎曲した構造をまっすぐに見えるように表現したCurved MPRなども診断に有用な場合があり知っておきましょう．ERに任意の画像再構成処理ができる画像ワークステーション（WS）を有する施設も増えています．読影者が見たい任意の断面を自身でワークステーションで操作できると，血管や消化管などの管腔臓器，横隔膜などを見る場合に走行や病変の範囲など，複雑な形態の立体的評価に一歩踏み込んだ読影が可能となりきわめて有用です（図3C）．

2 モニター読影（ウィンドウ調整）する

　　現在の救急外来では多くの施設で，PACSにおけるモニター読影が行われています．モニター読影ではマウスを片手に持ちカーソルを移動していきます．腹部CTは撮影後一定のウィンドウ設定で提供されますが，観察したい対象や部位により，ウィンドウ幅（WW：

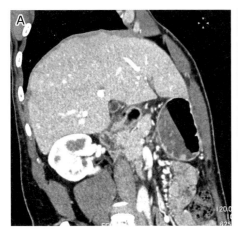

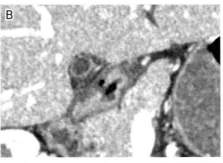

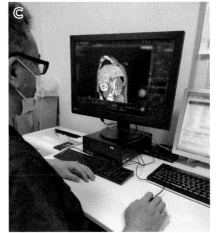

図3 MPR（多断面再構成像）を駆使

30歳代男性．上腹部痛，造影CT，穿孔性十
二指腸潰瘍．

A）MPR oblique像1mm．図2と同一症例．
B）拡大像．十二指腸球部の壁の断裂とその
　　外側に1泡の壁外ガスがみられる．
C）救急外来のワークステーション上で自身
　　でMPR画像を任意の方向から作成して
　　いる．

window width），ウィンドウレベル（WL：window level）を変えることで任意に画像の濃
度を調整することができます．WWはブライトネス（明るさ＝輝度），WLはコントラス
トを表現していると考えるとわかりやすいでしょう．例えば腹腔内遊離ガスや気腫性病変
を検出したい場合には自身でマウスをクリックしながら動かすことで画像濃度を調整し，
WWを広げるとガス像が強調されます．微量な腸管外ガスも見逃さないようにしましょう
（図4）．また出血や血栓が見たい場合にはWWを絞ると高吸収が強調されて見えます．単
純CTにおける血管内の血栓や腹腔内出血なども検出できるよう適宜マウスをクリックし
動かして異常所見を能動的に検出しましょう．

3 CT値を知る

　　CT画像は人体におけるすべて構造のX線吸収値（CT値）を測定し，程度を数値化した
もので物質の密度に比例します．CT値の単位はHU：Hounsfield Unitであり，画素の1
つひとつにX線の吸収の程度によって−1,000〜＋1,000 HUの2,000分割のCT値が割り
振られており，水を0 HU，空気を−1,000 HUとして相対値で表します．

　　骨は1,000 HU，血液は30〜40 HU，実質臓器は40〜60 HU，脂肪は−100 HU程度
です．視覚的に周囲臓器や構造との比較や前述のウインドウ調整で判定可能な場合がほと

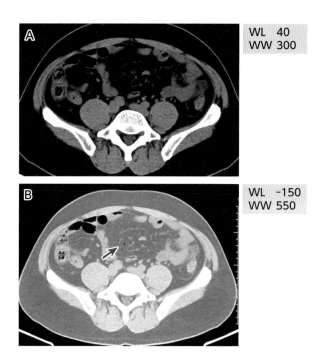

図4　ウィンドウ調整による画像濃度の調節
40歳代女性．下腹部痛，単純CT 横断像（5 mm），S状結腸憩室炎穿孔．
A）WL 40 WW 300，B）WL −150 WW 550．
Aは実質臓器観察の条件，Bは少量のAirの検出のため，モニター上で自身でウィンドウ
幅を広げてガス像を強調した画像．
➡は腸管壁外ガス．

んどですが，CT値はモニター上で測定できるため，皆さんも測定する癖をつけておきましょう（図5）．実際には血性腹水の検出，腫瘤内部の性状，造影効果の有無，脂肪濃度の検出などに使用しています．例えば血性腹水のCT値は周囲の膀胱や胆汁と比しても20〜40 HUと明らかに高い傾向にあります．

4　何を考えながらどこを見てゆくのか？

　救急外来において腹痛を主訴に来院する患者は多く，原因はさまざまであり，CTを撮像する前に病歴聴取や身体所見からある程度の疾患が想起され鑑別にあがります．救急外来ではその特性から確定診断にこだわり時間を費やしてしまうよりも，**緊急性の高い死につながる疾患（killer disease）を念頭において，時間軸を考慮した読影を意識することが重要です**[1]．腹部救急領域では腹部大動脈瘤破裂，急性大動脈解離，消化管穿孔，腸管壊死，上腸間膜動脈閉塞，腹腔内出血などの見落としは致命的な結果を招くため，これらは必ず念頭に置き（今回の特集で詳しく解説），**大血管とその分枝，異常ガス像，血性腹水，腸管の造影効果の有無は必ずチェック**しましょう．一般的に，撮像されたCTである程度対象が明確である場合には，その疾患の有無を確認し，その疾患であれば隣接する臓器や合併

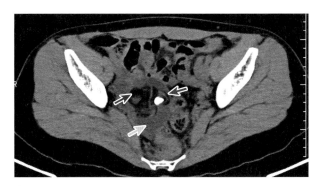

図5　腫瘤内部のCT値

30歳代女性．下腹部痛，単純CT横断像（5 mm），右成熟囊胞性奇形腫．
➡︎：腫瘤内部の脂肪成分− 90 HU.
➡︎：液体成分10 HU.
➡︎：石灰化成分800 HU.
内部に脂肪成分と石灰化の存在から成熟囊胞性奇形腫と診断．

症などを検索し，重症度を評価します．しかし病変は1つとは限りませんので，ほかに所
見がないかほかの疾患が隠れていないかを，忘れずに確認する必要があります．

5　見落としを防ぐ方法

　　前述のMDCTの特性を生かしながら読影を行いますが，単純CT，造影CT，ダイナミッ
ク造影CTに関してそれぞれの役割を知ったうえで，まずは**疑われる疾患が適切なプロト
コールで撮影されているかどうかが大前提**になります．疑っていた疾患の所見が得られな
い場合や大きな所見をみつけた後の他部位の確認などの場合はサーベイとして先入観を捨
てて丁寧に逐一読影し異常所見を見落とさないように注意します．実際には筆者はまず上
から下まで撮像範囲すべての実質臓器，管腔臓器（血管，消化管，尿管），臓器の次は腹腔
内外の脂肪織濃度の上昇，異常ガス，異常石灰化，異物，腹腔内の腹水の有無，骨軟部組
織，膜，最後に撮像範囲の両肺下葉の順番でみていきます．何度か上下にページングでス
クロールすることになりますが，右手にマウスを握り適宜ウインドウ調整をしながらモニ
ター読影しています．**受動的に撮像された画像を見ているよりも積極的に自ら所見を探し
にいくつもりで，攻めの姿勢でマウスを握りましょう．**逐一読影の順番に関しては漏れが
ないように読影者が一定の見やすい順番をルーチン化しておくとよいでしょう．電子カル
テのセット展開を開き，定型文で項目ごとチェック確認，入力していくと漏れがなくなり
ます．異常所見をみつけた場合，それが新規のものなのか増大しているのか内部の性状に
変化があるかなど以前の画像があれば必ず対比することは忘れないようにしましょう．

　　読影で得られた異常所見を診断・治療に結びつけるにも，やはりある一定の修練が必要
です．わからないことはそのままにせず，必ず上級医や放射線科医に相談し，以降の自身
の読影に活かしてほしいと切に願います．

〈 謝辞 〉

　　救急腹部CT画像医療技術面に関しまして，ご指導を賜りました河北総合病院 医療技術部
　　画像診断科 副科長 加藤淑邦様に対し，ここに深謝の意を表します．

引用文献

1）一般社団法人日本医療安全調査機構 医療事故調査・支援センター：医療事故の再発防止に向けた提言第8号
　　救急医療における画像診断に係る死亡事例の分析. 2019
　　https://www.medsafe.or.jp/modules/advocacy/index.php?content_id=56

Profile

金井信恭（Nobuyasu Kanai）

東京北医療センター 救急科
詳細は p.999 参照.

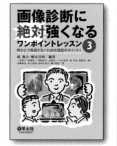

【総論】

主訴と救急の腹部CT撮像プロトコール

原　敏将

① 画像診断は検査前からはじまっている

② CT検査と読影にも，やっぱり鑑別診断が大事！

③ 疾患によっては，適切なプロトコールで撮像しないと診断が難しい

④ CTオーダー時に「臨床診断」や「検査目的」を記載するべし！

はじめに

　結果が数字で出てくる血液検査等と異なり，CT・MRIなどの画像検査の結果は，画像が出てきます．画像は多くの情報を含んでいますが，その画像から情報を引き出して解釈するという読影に苦手意識をもっている読者は多いのではないでしょうか．読影を上達させるためには，どのように画像を見たらよいでしょう．それには異常所見が目に入ってくるのを待つという受動的な読影ではなく，**異常所見を意識的に探して追いかけて捕まえる**という能動的な読影が必要です．簡単な例をあげると，「激烈な腹痛」→「消化管穿孔かもしれない」→「free airを何が何でも見つけよう」→「肺野条件でも観察しよう」という思考プロセスです．医療面接に例えるなら，画像に対してclosed questionやfocused questionを投げかける，といったイメージです．

　捕まえにいくのなら，何を捕まえにいくのか事前にわかっておく必要があります．そのために必要な知識が鑑別診断と，各論で後述される疾患ごとの異常所見です．

1 救急外来を受診する患者の主訴と想定すべき疾患

　腹痛の部位や年齢・性別，病歴，随伴症状などから，原因臓器や疾患をある程度まで推測できる場合があります．『急性腹症診療ガイドライン2015』をもとに，比較的頻度が高いと思われる疾患を表に示します[1]．くり返し強調したいのは，鑑別疾患およびその異常所見を想定することにより，能動的な読影ができ異常所見を見逃すことが少なくなる，ということです．

2 CTの撮像プロトコール

　CTの撮像方法には実にさまざまなプロトコールが存在します．今回は救急外来で押さえておきたい代表的なプロトコールを4つ紹介します．またそれぞれの使い分けに関しても解説します．そして実は，**CTもただ漫然と撮像していては，異常所見が画像にうつらない**（CTが異常所見をうつしだせない・捕まえられない）こともあります．例えば総胆管結石は造影CTでは指摘しにくく，単純CTの方が指摘しやすい場合があります（図1）．疾患およびその異常所見を想定して，適切なプロトコールを選択できるようにしましょう．**画像診断は検査をする前からはじまっています**．

1）代表的CTプロトコール

❶ 単純CT

　造影剤を投与せずに撮像するCTです．会話のなかでは「プレーン（plane CT）」といったりもします．論文のなかでは非造影CTや造影前CTと呼んだりもします．当然のことながら，造影剤を投与する前に撮像する必要があります．

A）単純CT

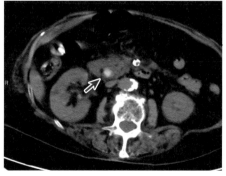

B）造影CT

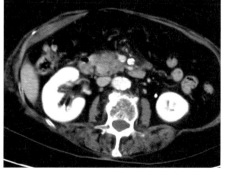

図1 総胆管結石（80歳代女性）
単純CTで総胆管結石が高吸収を呈している（→）．造影CTでは結石周囲の膵実質が造影され，結石とのコントラスト（白黒の差）が低下している．単純CTと比較して総胆管結石を認識しづらい．

表　腹痛部位から想定すべき疾患

	腹部全体痛	右上腹部痛	心窩部痛	左上腹部痛	臍周囲痛	右下腹部痛	臍下部痛	左下腹部痛	腹痛＋背部痛	ショックを伴ううう激しい腹痛
消化器系疾患	消化管穿孔，消化管閉塞（絞扼性），急性胃腸炎，急性腸炎，臓器破裂，汎発性腹膜炎	胆嚢炎，胆石症，胆管炎，大腸炎，憩室炎，肝膿瘍，肝炎，肝腫瘍（破裂），胃潰瘍，十二指腸潰瘍，膵炎	胃潰瘍，十二指腸潰瘍，腸閉塞，大腸炎，憩室炎，虫垂炎，胆嚢炎，胆石症，胆管炎，肝膿瘍，肝炎，肝腫瘍（破裂），膵炎	食道破裂，食道炎，胃潰瘍，胃炎，脾梗塞，脾腫，脾破裂，脾膿瘍，憩室炎，腸，虚血性腸炎，腸閉塞，左側虫垂炎，膵炎，膵腫瘍	急性虫垂炎（初期症状），小腸の急性閉塞，単純な腸の疝痛，膵炎	虫垂炎，大腸炎，憩室炎，炎症性腸疾患，過敏性腸症候群，胆嚢炎，膵炎，鼠径ヘルニア	虫垂炎，大腸炎，憩室炎，炎症性腸疾患，過敏性腸症候群	便秘症，腸閉塞，ヘルニア嵌頓，大腸悪性腫瘍，大腸炎，憩室炎，炎症性腸疾患	膵炎，胆石症，急性胆嚢炎，膵膿瘍	急性膵炎，消化管穿孔，腸管壊死
血管系疾患	大動脈瘤破裂，大動脈解離，腸間膜動脈閉塞症，腸間膜静脈血栓症	急性冠症候群，心筋炎，心内膜炎，心外膜炎，大動脈解離，上腸間膜動脈閉塞	急性冠症候群，心筋炎，心内膜炎，心外膜炎，大動脈解離，上腸間膜動脈閉塞	急性冠症候群，心筋炎，心内膜炎，心外膜炎，大動脈解離，上腸間膜動脈解離，上腸間膜動脈閉塞	腸間膜動脈閉塞症，急性冠症候群，大動脈瘤，内臓動脈解離	動脈解離，動脈瘤破裂		動脈解離，動脈瘤破裂	大動脈解離，大動脈瘤破裂	上腸間膜動脈閉塞症，大動脈解離，大動脈瘤破裂，動脈解離，腹腔内出血，急性冠症候群
腎尿路系		腎結石，尿管結石，腎盂腎炎，腎梗塞，腎腫瘍（破裂）	腎結石，尿管結石，腎盂腎炎，腎梗塞，腎腫瘍（破裂）	腎結石，尿管結石，腎盂腎炎，腎梗塞，腎腫瘍（破裂）	尿膜管遺残症	前立腺炎，精巣上体炎，尿管結石，尿路感染症	膀胱炎，尿管結石，腎盂腎炎，尿閉	前立腺炎，精巣上体炎，尿管結石，尿路感染症	腎・尿管結石，腎梗塞	
産婦人科系						異所性妊娠，卵巣出血，卵巣腫瘍茎捻転・破裂，子宮筋腫，子宮・骨盤内膜症，卵管・腹膜炎，卵巣膿瘍，付属器炎	異所性妊娠，卵巣出血，卵巣腫瘍茎捻転・破裂，子宮筋腫，子宮・骨盤内膜症，腹膜炎	異所性妊娠，卵巣出血，卵巣腫瘍茎捻転・破裂，子宮筋腫，子宮・骨盤内膜症，卵管・腹膜炎，卵巣膿瘍，付属器炎		異所性妊娠
その他	糖尿病性ケトアシドーシス，IgA血管炎，両側肺炎	肺炎，肺動脈血栓塞栓症，肺梗塞，胸膜炎，膿胸	肺炎，肺動脈血栓塞栓症，肺梗塞，胸膜炎，膿胸	気胸，肺炎，肺動脈血栓塞栓症，肺梗塞，胸膜炎，腰胸		腸腰筋膿瘍，腸腰筋出血，後腹膜出血		腸腰筋膿瘍，腸腰筋出血，後腹膜出血	帯状疱疹，圧迫骨折，腸腰筋膿瘍，腸腰筋出血	

文献1を参考に作成.

❷（単なる）造影CT（図2A）

「造影CT」とはほとんどの場合，ヨード造影剤を（おもに上肢から）静脈内投与した後に撮像されるCTを指します．普段の会話のなかで単に「造影CT」と言った場合，「平衡相（造影剤の経静脈投与2〜3分後）のみを1相（1回）撮像したCT」を指すことが多いです．ちなみに静脈投与以外には，消化管や脊髄腔（脊髄クモ膜下腔）などに投与してから撮像する場合があります．

単なる造影CT（平衡相を1相撮像するだけ）でしたら，急速静注をする必要はないので比較的緩徐（約1 mL/秒）に造影剤を投与します．そのため，22 Gや24 Gの静脈留置針で検査可能です．

❸ ダイナミック造影CT（図2B）

「ダイナミック造影CT」は造影剤の経静脈投与という点から「造影CT」の一部ですが，単なる造影CTとは異なる点があります．それは**造影剤の急速静注と複数回撮像**です．ダイナミック造影CTを詳しく説明します．まずヨード造影剤を急速静注（約3〜5 mL/秒）します．急速静注すると造影剤はしばらくの間，濃い状態で一塊になって体内を流れていきます．鎖骨下静脈→上大静脈→右心系→肺→左心系→動脈→各臓器→静脈（あるいは門脈），という順です．その際に同じ部位・臓器を複数回撮像することによって，一塊になった濃い造影剤が流れる様子・動きを観察できます．そのためdynamic（＝動的）という言葉が充てられています．対象臓器のCT値の変化が重要なため，造影剤投与前に単純CTを撮像するのが通常です．

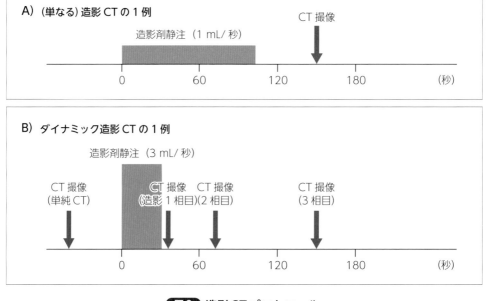

図2 造影CTプロトコール

　　　ダイナミック造影CTでは急速静注するために，20 G以上の太い静脈留置針が必要になります.

❹ CTアンギオグラフィー

　　　英語だとCT angiographyで，CTA（シーティーエー）ともいったりします. ダイナミック造影CTと同じように造影剤を急速静注した後，濃い造影剤が動脈内を流れているタイミングで撮像します（図2Bの第1相）. いわゆる「動脈相」と同じような画像です.

2）CTプロトコールの使い分け

❶ 単純CTか造影CTか

　　　『急性腹症診療ガイドライン2015』では，大部分の疾患は造影CTだけで診断可能とされています[2]. 特に臓器虚血の有無，血管性病変，急性膵炎の重症度判定などは単純CTだけでは詳細な評価が困難なことがあり，造影CTが推奨されています. 症状の程度やバイタルサインから緊急性が高いと判断され，気管支喘息や造影剤アレルギー，造影剤腎症のリスクなどに問題なければ，**急性腹症患者には基本的には造影CTを考慮するべきでしょう**.

❷ 単純CTで診断できる疾患

　　　尿管結石，総胆管結石（図1），急性虫垂炎，大腸憩室炎，腹腔内遊離ガスは，単純CTのみで診断可能な場合が多いです.

　　　単純CTにおける急性虫垂炎の診断能は高いと報告されていますが，単純CTで診断に迷う場合は造影CTを考慮するとよいです. 1つ具体的な例をあげると，腹腔内の脂肪の少ない患者（小児や痩せている女性など）は腸管が密着して境界が不明瞭となるため，単純CTでは虫垂の同定が難しいです（図3A）. このような患者には最初から造影CTを考慮した

A）腹腔内脂肪の少ない患者

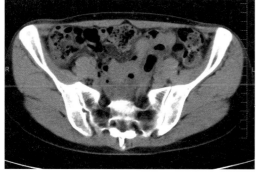

B）腹腔内脂肪の多い患者

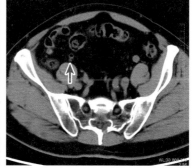

図3　骨盤部単純CTでの腹腔内脂肪の比較（A：50歳代女性，B：50歳代男性）

A）腹腔内の脂肪が少なく腸管が密着しているため，境界が不明瞭となっている. 虫垂の同定は難しい.

B）腹腔内の脂肪が豊富なため，腸管が離れており境界が非常に明瞭. 虫垂（→）の同定も容易. 単純CTで急性虫垂炎の有無を判断できる.

A) 単純CT

B) 造影CT

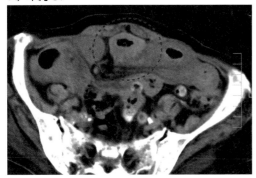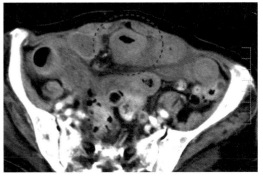

図4 絞扼性腸閉塞の腸管壁高吸収（80歳代女性）
A) 腸管壁が肥厚し，軽度高吸収を呈している（⋯）．腸管虚血による出血性壊死・腸管壁内血腫を反映している．
B) 造影CTのみでは正常の腸管壁の造影と誤診することがあり，単純CTも撮像することが重要．

A) 単純CT

B) 造影CT

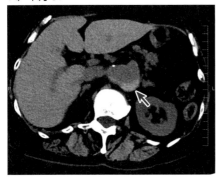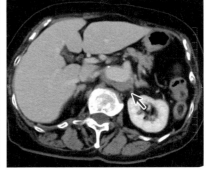

図5 偽腔閉塞型大動脈解離（70歳代女性）
A) 解離腔内血腫が淡い高吸収を示している（→）．偽腔閉塞型大動脈解離のhyperdense crescent signである．
B) 大動脈内が高吸収を呈しているため，解離腔内の淡い高吸収を認識できない．造影CT単独では粥状硬化との区別がつかない．

ほうがよいかもしれません．一方でメタボな男性は腹腔内の脂肪が豊富で腸管の境界が非常に明瞭です．虫垂を容易に同定できるため（図3B），単純CTでも診断が容易です．

❸ 造影CTを行うときに単純CTも撮像した方がよい疾患

絞扼性腸閉塞の出血性壊死・腸管壁内血腫（図4），偽腔閉塞型大動脈解離のhyperdense crescent sign（図5），消化管出血（図6）の診断に有用です．

❹ ダイナミック造影CT，あるいはCTアンギオグラフィー

① 臓器虚血

臓器虚血の診断には造影CTが有用です．絞扼性腸閉塞の腸管虚血の診断には，造影CTの2相撮像が高い診断能を有しています．平衡相の撮像では捉えられない早期の腸管虚血（すなわち腸管壁造影効果の低下）を動脈相・門脈相の撮像で捉えられる場合があるためで

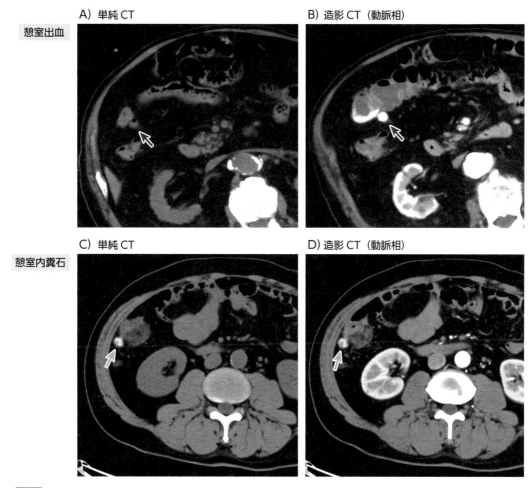

図6　憩室出血と憩室内糞石の鑑別（A，B：80歳代男性，C，D：60歳代男性）

A，B）憩室出血：単純CTと造影CT（動脈相）の比較で，横行結腸憩室（➡）および横行結腸内に高吸収域が出現している．造影剤漏出像であり，活動性の憩室出血と診断できる．

C，D）憩室内糞石：上行結腸憩室内に高吸収域（➡）を認めるが，造影前CT（単純CT）から存在しているため，糞石である．造影CT単独では糞石なのか造影剤漏出像なのか，区別がつかない．

す．虚血腸管壁と非虚血腸管壁のコントラストが最も期待できるのは動脈相，次いで門脈相と報告されています[3]．

② 血管性病変

　急性大動脈解離，腹部内臓動脈瘤破裂・腹部大動脈瘤破裂（**図7**），上腸間膜動脈塞栓症（**図8**），非閉塞性腸間膜虚血（non-occlusive mesenteric ischemia：NOMI）の診断に有用です．腹部ではありませんが，くも膜下出血の破裂脳動脈瘤を診断する際にもCTAが用いられます．

A）単純CT   B）CTアンギオグラフィー冠状断像

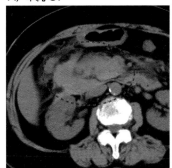 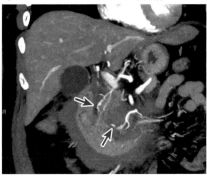

図7 後膵十二指腸動脈解離による十二指腸周囲血腫（70歳代女性）

A）十二指腸や膵頭部の周囲に軽度高吸収域（∷）を認め，急性期血腫の像である．
単純CTのみでも腹腔内や後腹膜血腫の存在診断は可能である．しかし動脈瘤
などの原因は診断できない．

B）後膵十二指腸動脈に狭窄や限局性拡張が多発し（→），動脈解離と診断した．
その後の治療方針を考えるうえで，動脈瘤の局在や解離の範囲，活動性出血の
把握が重要となるため，CTAが有用．

A）造影CT（動脈相）   B）血栓回収術後の造影CT（動脈相）

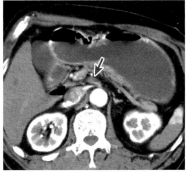 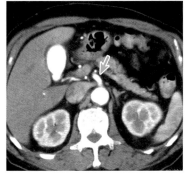

図8 上腸間膜動脈血栓塞栓症（70歳代男性）

A）上腸間膜動脈に造影欠損域（→）を認め，血栓塞栓症である．急性動脈血
栓症を単純CTで診断するのは通常は不可能．

B）上腸間膜動脈の血栓は消失している（→）．

❺ 小児の腹部CT

　小児では造影CT1相のみの単相撮影が基本です．小児は成人と比較して放射線被ばくの
リスクが高いため，無用な放射線被ばくは避けなければなりません．そして腹腔内の脂肪
量が非常に少なく臓器や腸管が密着してそれぞれの境界が不明瞭となるため，単純CTで
は得られる情報が限られるためです[4]．

 ここがピットフォール

　　ダイナミック造影CTは，（単なる）造影CTに比べて情報量が増えるメリットがありま
すが，デメリットもあります．複数回撮像するため，放射線被ばくが増加します．2回撮

像したら2倍，3回撮像したら3倍に増えます．そのため誰にでも行ってよい**検査ではありません．**特に小児や若年者には適応をよく吟味する必要があり，複数回撮像する範囲も吟味してください．**本当に必要な検査のみを行うことが重要です．**

おわりに

　救急腹部CTの危険なサインを見逃さないためには，事前の鑑別診断とそれに基づいたCTプロトコール選択が重要です．特にCTプロトコールの選択は研修医の先生方には，やや難しいのではないかと感じています．そこで**CTやMRIオーダー時には「臨床診断」や「検査目的」を必ず記載しましょう．**放射線科医師や診療放射線技師はこの分野の専門家です．臨床診断や検査目的をもとに，適切なCTプロトコールを提案してくれます．CTは短時間で多くの情報を得られる，とても便利な検査です．CT画像のもつ情報を最大化し，ぜひとも診療に役立ててください．

引用文献

1）第Ⅴ章 急性腹症のアルゴリズム，腹痛部位と疾患．「急性腹症診療ガイドライン2015」（急性腹症診療ガイドライン出版委員会/編），pp33-38，医学書院，2015

2）第Ⅷ章 急性腹症の検査．「急性腹症診療ガイドライン2015」（急性腹症診療ガイドライン出版委員会/編），pp79-119，医学書院，2015

3）大平 学, 他：絞扼性イレウスに対するMDCTを用いた腸管虚血評価．日腹部救急医会誌，35：397-402，2015

4）国立成育医療研修センター：腹部CT
https://www.ncchd.go.jp/center/activity/pijon/inspection/abdomen.html

Profile

原　敏将（Toshimasa Hara）

相模原協同病院 放射線診断科
現在，綺麗で料理が上手な妻と可愛い犬4頭（室内飼い）と暮らしています．うち2頭は保護犬の一時預かりボランティアです．今まで11頭の犬を我が家に迎えています．毎日賑やかに楽しく暮らしています．

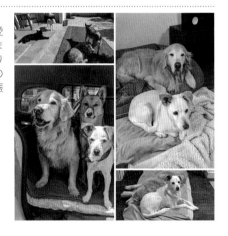

【各論】

炎症①（急性虫垂炎，大腸憩室炎，感染性腸炎）

原　敏将

① 「脂肪織濃度上昇（dirty fat sign）」「浮腫性壁肥厚」を理解する

② 虫垂炎を診断するためには，まず虫垂を同定する

③ 感染性腸炎では病変の部位や分布，範囲が鑑別ポイントとなる

はじめに

　『急性腹症診療ガイドライン2015』によると急性腹症のうち，消化管感染症と虫垂炎が圧倒的に高頻度です[1]．腹痛を主訴に救急外来を受診した患者では，これらは常に念頭に置くべき疾患です．

1　消化管炎症のCTまずはここから

　「腹腔内脂肪織の濃度上昇（dirty fat sign）」「浮腫性壁肥厚」が代表的な異常所見です．まずこの2つを認識できるようにしましょう．

1）脂肪織濃度上昇（dirty fat sign）（図1）

　脂肪に炎症や浮腫性変化の水分が加わると，均一な高度低吸収を示していた脂肪のCT値が上昇します．モヤっとした感じに網状，境界不明瞭に濃度上昇して，近接する臓器の辺縁・境界が不明瞭になります．混濁または「汚く」なったように見えることから，異常所見のサインとして「脂肪織濃度上昇」「dirty fat sign」と呼ばれます．まず探すべき所見の1つであり，病変を見つける最初の手がかりになることがあります．この所見をみたら炎症または浮腫を想定します．炎症・感染症以外には絞扼性腸閉塞の血流うっ滞・静脈性

浮腫でも，腸間膜脂肪に脂肪織濃度上昇が生じます．小児，痩せている女性などは腹腔内脂肪が少ないため，この所見はわかりづらくなります．

2）浮腫性壁肥厚 (図2)

消化管に炎症性浮腫が生じると，消化管壁が肥厚し，特徴的な三層構造を示します．壁の最内層（粘膜）と最外層（漿膜）が高吸収，中間層が低吸収を示します．単純CTよりも

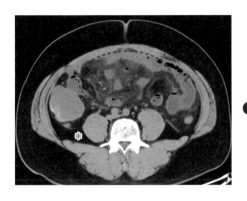

図1 **脂肪織濃度上昇 (40歳代男性)**
S状結腸穿孔による汎発性腹膜炎，単純CT．
腸間膜脂肪の広範囲に脂肪織濃度上昇域を認め（⟳），一部の腸管は辺縁が不明瞭となっている．皮下脂肪や後腹膜（＊）の正常脂肪と比較すると，濃度変化が理解しやすい．

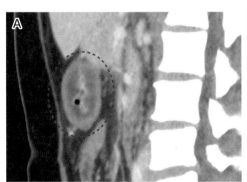
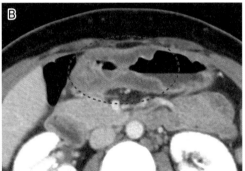
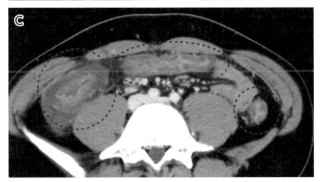

図2 **浮腫性壁肥厚 (A, B：40歳代女性，C：10歳代男性)**
A）胃壁の浮腫性壁肥厚（短軸像），B）胃壁の浮腫性壁肥厚（長軸像），C）大腸壁の浮腫性壁肥厚（短軸像および長軸像）．造影CT．
胃も大腸も，最内層（粘膜）と最外層（漿膜）が高吸収，中間層が低吸収の三層構造を呈している（⟳）．基本的にどの消化管でも同様の像を呈する．

造影CTの方が明瞭に観察できます．胃の方が消化管壁が厚くわかりやすいので，今回は胃の浮腫性壁肥厚も提示します（図2A，B）．この所見が認められる消化管は病的意義がある・責任病変である可能性が高いです．一方で疾患特異性は低いので，特定の病名診断はできません．

●ここがピットフォール

浮腫性壁肥厚と鑑別を要する所見があります．病的意義が異なるため，混同しないように気をつけてください．

① 悪性腫瘍による壁肥厚（図3）

壁が肥厚していても全層が均一に造影され，三層構造を示しません．腫瘍が大きい場合は皺襞の消失，比較的小さい場合は偏心性の壁肥厚を示す場合があり，鑑別ポイントとなります．

② 消化管脂肪沈着（図4）

炎症性腸疾患の慢性期，肥満に認められます．浮腫性壁肥厚と同様に三層構造を示しま

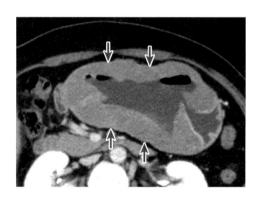

図3 悪性腫瘍による壁肥厚（40歳代女性）
胃悪性リンパ腫，造影CT．
胃壁は肥厚し，均一な軽度高吸収を呈している（→）．浮腫性壁肥厚のような三層構造を示していない．胃の正常皺襞は消失している．

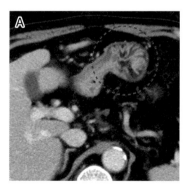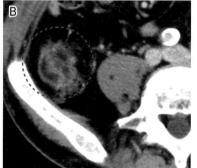

図4 消化管脂肪沈着（70歳代男性）
A）胃壁の脂肪沈着，B）大腸壁の脂肪沈着．造影CT．
浮腫性壁肥厚と同様に三層構造を示しているが，中間層が脂肪濃度であり，より強い低吸収を呈している（⸰）．浮腫性壁肥厚との濃度差を見分けられるようにしたい．

すが，中間層が脂肪の強い低吸収を示します．浮腫性壁肥厚ではグレーっぽい黒，脂肪沈着では強い黒です[2]．浮腫と脂肪の濃度差を見分けられるようにしましょう．

2 急性虫垂炎のCT診断ここがポイント

虫垂炎を診断するためには，まず何よりも虫垂を同定することです．特に回腸末端を腫大虫垂と間違えないようにしてください．そして急性虫垂炎は急性腹症を起こす最も頻度の高い疾患の1つです．どんな主訴でも虫垂炎の有無を必ず確認してください．主訴が下痢だから単なる腸炎だろうと思っていたら，実は急性虫垂炎でした，なんてこともあります．

1) 虫垂の同定方法（図5）

地味に腸管を追いかけていく方法しかありません．移動盲腸の場合があり，虫垂の走行・位置・長さにはバリエーションもあるため，右下腹部痛のCTでなくても普段の読影で虫

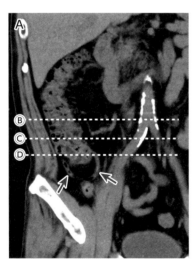
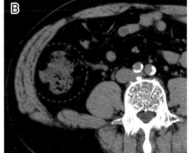
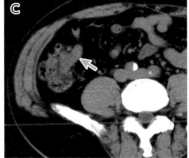
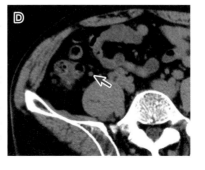

図5 虫垂の同定方法
正常症例，正常虫垂．50歳代男性．A) 単純CT冠状断像，B〜D) Aにおける断面B，C，Dの横断像．まず右側腹部にある上行結腸（⋯）を同定する．上行結腸は後腹膜に固定されているため，毎回同じ位置にある．上行結腸を尾側に追い，回盲弁と終末回腸（→）をみつける．それより尾側の盲腸から出る盲端状の細い管腔構造が虫垂（→）である．

垂を同定する訓練をしておきましょう．thin slice画像でないとわかりにくい場合があるため，そのときは診療放射線技師に頼むとCT検査室にあるモニターで見ることができます．横断像でわかりにくい場合は，冠状断像や矢状断像で観察すると同定できる場合があります．なお，腹腔内の脂肪が多いメタボな男性は，腸管の境界が明瞭で腸管の連続性がわかりやすいため，虫垂を同定するのも容易です．

2）急性虫垂炎のCT所見

　虫垂腫大6mm以上，周囲脂肪織濃度上昇，虫垂壁肥厚，造影CTでの壁の濃染（造影効果の増強）が代表的です．虫垂自体の浮腫性壁肥厚（三層構造）はあまり観察できません．虫垂内部に液体貯留がある場合は，腫大がなくても虫垂炎を疑います．急性虫垂炎時の虫垂内糞石は，穿孔との関連性が高いです．

❶ カタル性虫垂炎（図6）

　虫垂腫大，虫垂壁肥厚を認めることが多いです．造影CTでは，虫垂壁の造影が通常より強くなり，小腸などほかの腸管と比較して虫垂が高吸収を示すことがあります．カタル性虫垂炎の炎症は粘膜表層のみにみられる状態であり，周囲の脂肪織濃度上昇は伴いません．

❷ 蜂窩織炎性虫垂炎（図7）

　炎症が虫垂壁の筋層，漿膜や虫垂間膜まで及ぶ状態です．❶の所見に加え周囲の脂肪織濃度上昇，盲腸や終末回腸の浮腫性壁肥厚があると，蜂窩織炎性虫垂炎を疑います．

❸ 壊疽性虫垂炎（図8，9）

　虚血・壊死が進行して穿孔をきたす状態です．虫垂壁の一部欠損・消失や膿瘍形成，周囲のfree air，虫垂外への糞石の逸脱などが生じます．膿瘍を形成していると，虫垂自体の同定が困難な場合もあります．

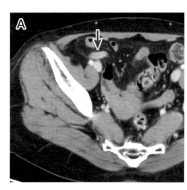 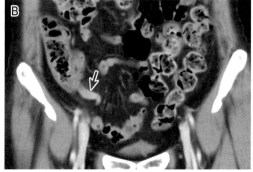

図6 カタル性虫垂炎（50歳代女性）
A）骨盤部造影CT横断像，B）造影CT冠状断像．
虫垂は腫大し，小腸と比べて高吸収を呈し強い造影効果を示している（→）．
周囲の脂肪織濃度上昇はみられない．カタル性虫垂炎と診断された．

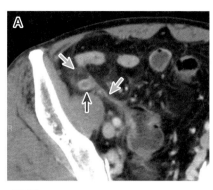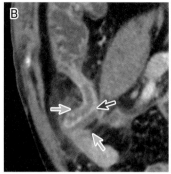

図7　蜂窩織炎性虫垂炎（60歳代男性）
A）造影CT横断像，B）造影CT冠状断像．
虫垂の腫大，壁の肥厚・濃染（➡）を認める．内部に液体貯留もみられる．虫
垂周囲の脂肪織濃度上昇（➡）を伴っており，蜂窩織炎性虫垂炎と診断できる．

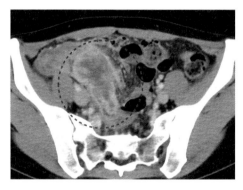

図8　壊疽性虫垂炎（膿瘍形成性虫垂炎）（30歳代女性）
骨盤部造影CT横断像．
骨盤内右側に膿瘍形成（⦿）を認める．正常虫垂を確認できないため，膿瘍形成
性虫垂炎と診断された．

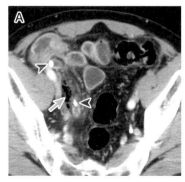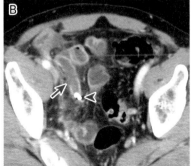

図9　壊疽性虫垂炎（穿孔性虫垂炎）（60歳代男性）
A，B）骨盤部造影CT横断像．
虫垂は腫大し，内部に液体貯留を認める．右側の虫垂壁の欠損（➡），虫垂周
囲にfree air（➡）を認める．虫垂根部と先端側に糞石（➤）を認める．穿孔
性虫垂炎と診断された．

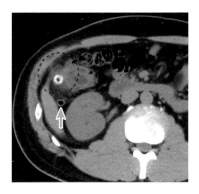

図10 上行結腸憩室炎（30歳代男性）
腹部単純CT横断像.
高吸収を呈する憩室の周囲に脂肪織濃度上昇（⊙）を認め，憩室炎と診断された.
その背側に正常虫垂（➡）を確認できる.

3 大腸憩室炎のCT診断ここがポイント

1）大腸憩室炎のCT所見（図10）

　　大腸憩室は，結腸壁から外方に突出する2mm～2cm程度の囊状構造として認められ，内部には空気，便塊，糞石，造影剤（バリウム）などを含みます．大腸憩室炎の基本的なCT所見は，**憩室周囲の脂肪織濃度上昇**です．脂肪織濃度上昇域の中に憩室をはっきりと確認できない場合もあります．炎症が結腸壁に波及すると，浮腫性壁肥厚を伴います．虫垂炎と同様に穿孔の有無，周囲の膿瘍形成の有無などの合併症も確認します．

2）鑑別疾患

　　上行結腸や盲腸の憩室炎の場合は，必ず虫垂が正常か確認しましょう．また憩室炎での脂肪織濃度上昇・腸管浮腫性壁肥厚は比較的限局しています．これに対して，感染性腸炎などのそのほかの大腸炎では，これらの所見が比較的広範囲に認められ，鑑別ポイントになります．

4 感染性腸炎のCT診断ここがポイント

1）感染性腸炎のCT所見（図11）

　　基本的なCT所見は，終末回腸，盲腸および上行結腸といった**右側結腸主体の連続する浮腫性壁肥厚**です．浮腫の程度は回盲部に最も強く，肛門側にかけて減弱します．炎症の主座が粘膜付近に存在するため，炎症が強くなると漿膜面の変化（周囲の脂肪織濃度上昇）が出現します．病原菌としては，カンピロバクター，サルモネラ，エルシニア，赤痢アメーバ，腸管出血性大腸菌が代表的です．

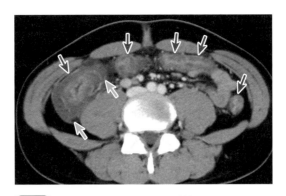

図11 **感染性腸炎（10歳代男性）**

造影CT横断像.
上行結腸から横行結腸・下行結腸の広範囲に連続して
浮腫性壁肥厚（➡）を認める．特に上行結腸では肥
厚が高度で，周囲に脂肪織濃度上昇（⇨）も伴って
いる．肛門側になるに従って所見は減弱している．

2）鑑別疾患

　同様な所見を示す鑑別疾患として，虚血性腸炎，偽膜性腸炎があります．虚血性腸炎は
下行結腸からS状結腸，偽膜性腸炎はS状結腸・直腸といった，**左側結腸に好発する**ため，
病変部位・分布が鑑別ポイントとなります．

おわりに

　消化管炎症の「脂肪織濃度上昇（dirty fat sign）」「浮腫性壁肥厚」，急性虫垂炎・大腸憩
室炎・感染性腸炎のCT所見について解説しました．救急外来で活躍される研修医の先生
方にとって，本稿の内容が少しでも役立ち，CT読影に自信がもてるようになれば幸いです．

引用文献

1）第Ⅳ章 急性腹症の疫学．「急性腹症診療ガイドライン2015」（急性腹症診療ガイドライン出版委員会／編），
pp19-32，医学書院，2015
2）「画像診断2021年増刊号 Vol.41 No.4 ビギナーのための腹部画像診断－Q＆Aアプローチ－」（小山 貴／編著），学
研メディカル秀潤社，2021
3）谷掛雅人，他：腸管浮腫をきたす急性腹症の鑑別 機序を知れば面白い．臨床放射線，62：407-416，2017
4）野尻淳一，他：腸管と腹腔の感染症－虫垂炎，大腸憩室炎を中心に－．画像診断，38：61-75，2017

Profile

原　敏将（Toshimasa Hara）

相模原協同病院 放射線診断科
詳細はp.1015参照．

【各論】

炎症② (肝膿瘍，急性胆嚢炎，急性胆管炎，急性膵炎)

渕上真希

① 腹部の炎症のなかで肝胆膵領域の炎症は比較的多くみられる

② 特に急性胆嚢炎などは非常にcommonな疾患である

③ 画像所見と血液検査所見や臨床情報をあわせれば，診断に辿り着くのはそう困難なことではない

■ はじめに

　　CT検査を行う前に主訴，身体所見，血液検査，腹部超音波検査などで，まずは鑑別をある程度絞り込みましょう．そのうえでCT所見を踏まえると診断に辿り着くことができます．日常で遭遇する頻度の高い疾患の所見をしっかりおさえていきましょう．

1 肝膿瘍

1) まずはここから

　　肝臓は右横隔膜下に存在し，Couinaudの分類によって8つの区域に分割されます．肝静脈が区域の境界を走行し，門脈が区域の中心を走行します．

　　肝膿瘍は，起因菌により細菌性と非細菌性（アメーバ性や真菌性）に分けられます．主な感染経路は胆道性，門脈性，肝動脈性，隣接臓器からの直達性，医原性などがありますが，原因不明な特発性も少なくありません．ただし，稀に大腸癌でも肝膿瘍を合併することがあるため，可能な限りその原因を検索する必要があります．

　　肝膿瘍のシェーマは図1のように，まず膿瘍腔があり，膿瘍壁，そのすぐ外側には周囲肝実質の反応性浮腫がみられます．

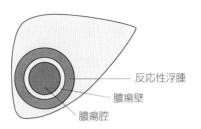

図1 肝膿瘍のシェーマ

反応性浮腫
膿瘍壁
膿瘍腔

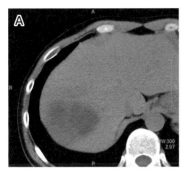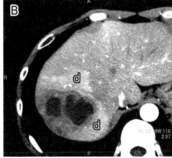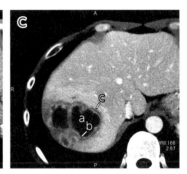

図2 肝膿瘍（50歳代 男性 発熱，全身倦怠感）
A）単純CT横断像，B）ダイナミック造影CT（動脈相），C）ダイナミック造影CT（門脈相）．
A）肝右葉に境界不明瞭な低吸収域を認める．
B，C）造影効果のみられない膿瘍腔（a）を認め，膿瘍壁（b）が淡く造影される．さらにその外側には反応性浮腫の低吸収域（c）がみられる．膿瘍周囲には区域性濃染（d）も伴っている．

2）CT診断ここがポイント

単純CTでは境界不明瞭な低吸収域として描出されます（図2A）．ダイナミック造影CT（図2B，C）では膿瘍腔，膿瘍壁，周囲肝実質の反応性浮腫が描出されます．膿瘍腔は造影を示しません．膿瘍壁は淡い早期濃染を示します．周囲肝実質の反応性浮腫は低吸収域として描出されます．加えてこれらの構造を含む周囲肝実質には区域性濃染を認めます（これは，炎症によって区域性に門脈血流が低下し，代償性に動脈血流が増加するためと考えられています）．また，膿瘍腔内にガス像を認めることもあります．

2 急性胆嚢炎

1）まずはここから

胆嚢は肝左葉内側域と肝右葉の間の胆嚢床に存在し，胆嚢管を介して総胆管に合流します．急性胆嚢炎の診断基準を**表1**に示します[1]．急性胆嚢炎の画像検査の第一選択は超音波検査です．しかし，超音波検査では確定診断が困難な場合や局所合併症が疑われる場合には，CT検査を施行すべきです．

2）CT 診断ここがポイント

　　多くは胆嚢結石を伴い，胆嚢管閉塞による胆嚢内胆汁うっ滞が生じます．CT所見では，胆嚢の腫大あるいは胆嚢緊満（くびれの消失），壁肥厚（＜3 mm），胆嚢周囲の液体貯留あるいは脂肪織濃度上昇がみられます（図3）．胆石は，カルシウム含有量の多い結石であればCTで高吸収域として描出されます．カルシウム成分の少ない結石は，CTで描出されないこともあり，その場合超音波検査やMRCP（magnetic resonance cholangiopancreatography）が有用なこともあります．また，特殊な急性胆嚢炎には無石胆嚢炎などもあり，手術，外傷，長期のICU滞在，熱傷などが危険因子としてあげられます．

表1　急性胆嚢炎の診断基準

TG 18/TG 13 急性胆嚢炎診断基準
A 局所の臨床徴候 　（1）Murphy's sign*¹，（2）右上腹部の腫瘤触知・自発痛・圧痛 B 全身の炎症所見 　（1）発熱，（2）CRP 値の上昇，（3）白血球数の上昇 C 急性胆嚢炎の特徴的画像検査所見*²
疑診：Aのいずれか＋Bのいずれかを認めるもの 確診：Aのいずれか＋Bのいずれか＋Cのいずれかを認めるもの
注）ただし，急性肝炎や他の急性腹症，慢性胆嚢炎が除外できるものとする．
*¹ Murphy's sign：炎症のある胆嚢を検者の手で触知すると，痛みを訴えて呼吸を完全に行えない状態． *² 急性胆嚢炎の画像所見： ・超音波検査（US）：胆嚢腫大（長軸径＞8 cm，短軸径＞4 cm），胆嚢壁肥厚（＞4 mm），嵌頓胆嚢結石，デブリエコー，sonographic Murphy's sign（超音波プローブによる胆嚢圧迫による疼痛），胆嚢周囲浸出液貯留，胆嚢壁 sonolucent layer（hypoechoic layer），不整な多層構造を呈する低エコー帯，ドプラシグナル． ・CT：胆嚢壁肥厚，胆嚢周囲浸出液貯留，胆嚢腫大，胆嚢周囲脂肪織内の線状高吸収域． ・MRI：胆嚢結石，pericholecystic high signal，胆嚢腫大，胆嚢壁肥厚．

文献1より転載．

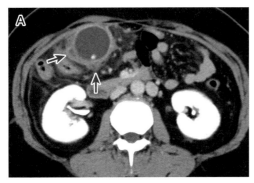
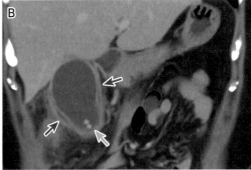

図3　急性胆嚢炎（50歳代女性 右季肋部痛）
A）造影CT横断像，B）造影CT冠状断像．
胆嚢は腫大し，胆嚢壁の肥厚および周囲脂肪織濃度の上昇（➡）を認め，胆嚢辺縁が不明瞭となっている．胆嚢内には胆嚢結石（⇨）も認める．

重症化して胆嚢壁が壊疽に陥ると胆嚢壁の造影不良や菲薄化が生じてくるため，注意が必要です．

3) ちょっと一言

・胆嚢のサイズは個人差が大きいので，**くびれの有無に注意**しましょう．一般にくびれが認められれば，胆嚢の腫大はないと考えます．
・胆嚢からの落下による**総胆管結石がないかどうかを必ずチェック**しましょう．

3 急性胆管炎

1) まずはここから

　左右肝内胆管が合流して総肝管となり，胆嚢管と合流して総胆管となります．総胆管は十二指腸球部後面を通り，下降するにつれて門脈腹側から右後方へ移動して膵頭部に至り，十二指腸Vater乳頭に開口します．総胆管径は内壁から内壁までの距離を測定します．総胆管径は通常8 mm以下ですが，高齢者や胆摘後の場合は軽度拡張するため，径10 mmを正常上限とします．

　急性胆管炎の診断基準を**表2**に示します．臨床的には発熱，右上腹部痛，黄疸のCharcotの3徴が有名です．本症の原因は総胆管結石の場合が多いですが，膵頭部癌などによる胆道の閉塞が背景にある場合もあります．また炎症の発展により，肝膿瘍や敗血症などの重篤かつ致死的な感染症に発展することもあります．

2) CT診断ここがポイント

　胆管（肝内胆管～総胆管）の拡張（< 8～10 mm）や胆管内の閉塞起点（結石や腫瘍など），造影CTでの胆管壁肥厚，胆管壁の造影効果増強がみられます（**図4**）．また，門脈周

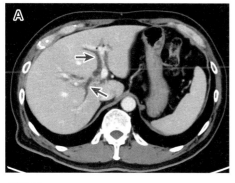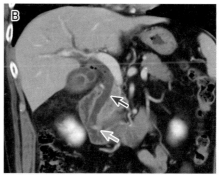

図4 急性胆管炎（60歳代男性 心窩部痛）
A）造影CT横断像，B）造影CT冠状断像．
A）門脈と並行して低吸収域を認め，拡張した肝内胆管（➡）である．
B）総胆管も拡張（➡）し，下部総胆管内には結石（➡）がみられる．診断基準の胆管拡張および胆管炎の成因を満たしている．

表2 急性胆管炎の診断基準

TG 18/TG 13 急性胆管炎診断基準

急性胆管炎診断基準		
A. 全身の炎症所見		
A-1. 発熱（悪寒戦慄を伴うこともある） A-2. 血液検査：炎症反応所見		
B. 胆汁うっ滞所見		
B-1. 黄疸 B-2. 血液検査：肝機能検査異常		
C. 胆管病変の画像所見		
C-1. 胆管拡張 C-2. 胆管炎の成因：胆管狭窄，胆管結石，ステント，など		
疑　診：Aのいずれか，ならびにBもしくはCのいずれか 確　診：Aのいずれか＋Bのいずれか＋Cのいずれか		
注：A-2：白血球数の異常，血清CRP値の上昇，他の炎症を示唆する所見 　　B-2：血清ALP，γ-GTP（GGT），AST，and ALT値の上昇 　　　　ALP：Alkaline Phosphatase，γ-GTP（GGT）：γ-glutamyltransferase， 　　　　AST：Aspartate aminotransferase，ALT：Alanine aminotransferase 　　他に，急性胆管炎の診断に有用となる所見として，腹痛〔右上腹部（RUQ）痛もしくは上腹部痛〕 　　と胆道疾患の既往（胆嚢結石の保有，胆道の手術歴，胆道ステント留置など）が，あげられる． 　　一般的に急性肝炎では，高度の全身炎症所見がみられることは稀である．急性肝炎との鑑別が困難 　　な場合にはウイルス学的，血清学的検査が必要である．		

閾値：	A-1	発熱		BT > 38℃	
	A-2	炎症反応所見	WBC（×1,000/μL）	< 4, or > 10	
			CRP（mg/dL）	≧ 1	
	B-1	黄疸		T-Bil ≧ 2（mg/dL）	
	B-2	肝機能検査異常	ALP（IU）	> 1.5×STD*	
			γ-GTP（IU）	> 1.5×STD*	
			AST（IU）	> 1.5×STD*	
			ALT（IU）	> 1.5×STD*	

＊STD：各施設での正常上限値
文献1より転載．

　　囲（全周性）の低吸収域（periportal coller），動脈相での肝実質の異常濃染も認められることがあります．

　　急性胆管炎の診断において**画像所見は必ずしも確定所見ではなく，臨床所見と併せて診断することが重要**です．

3) ちょっと一言

❶ periportal coller

　　胆管拡張以外に門脈周囲両側にみられる帯状の低吸収域を periportal coller と呼びます（**図5**）．胆管拡張が門脈の片側に観察されるのに対して periportal coller は門脈の全周性に

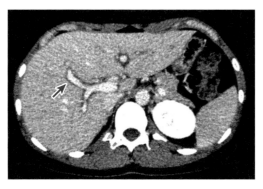

図5 periportal coller（50歳代男性）

造影CT. 門脈周囲両側に沿った帯状の低吸収域がある（➡）. periportal collerの所見である.

低吸収を示すことが重要です. 組織学的には門脈域に生じた炎症性変化，リンパ浮腫であり，急性肝炎，急性胆管炎，右心不全などで観察されます.

❷ 動脈相での肝臓の異常濃染

胆道の炎症によって血流の増加した胆管周囲肝実質に異常濃染を呈することがあります. ただし，肝膿瘍，腫瘍，肝硬変などのさまざまな病態で生じ，特異的な所見ではありません（図2参照）. 臨床症状や血液検査などで胆管炎が疑われたうえで同所見がみられれば，急性胆管炎を支持する所見となります.

> 📎 **ここがピットフォール**
>
> 総胆管結石は必ずしもCTで高吸収（白）ではなく，X線陰性（黒）の場合もあります. その場合はMRCPや超音波検査で結石を検索する必要があります.

4 急性膵炎

1）まずはここから

膵臓は後腹膜腔に存在する臓器で，膵頭部・膵体部・膵尾部に分かれます. 膵頭部と膵体部の境界は門脈の左側縁，膵体部と膵尾部の境界は大動脈の左側縁です. 膵臓の大きさは，膵頭部は前後3 cm以下，体部は前後2.5 cm以下，尾部は前後2 cmが正常上限といわれています. ただし，年齢・性別・体格・加齢性萎縮などにより個人差が大きいです. また，膵体尾部は脾静脈の腹側に位置するので，脾静脈を探すと膵臓の同定は容易です.

急性膵炎の診断基準は，① 上腹部の急性腹痛発作と圧痛 ② 血中または尿中に膵酵素の上昇 ③ 超音波検査，CT，MRIで急性膵炎を疑う所見の3項目中2項目以上が存在することです[2]. 原因としてはアルコールと胆石が大半を占め，そのほかは特発性，ERCP（endoscopic retrograde cholangiopancreatography：内視鏡的逆行性胆管膵管造影）などの医原性の要因，膵管・胆管の先天異常，膵腫瘍など多岐にわたります. 男性ではアルコール

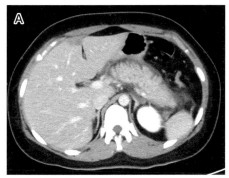
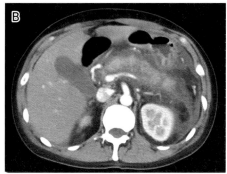
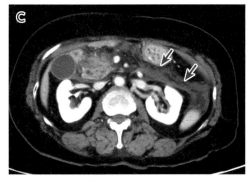

図6 急性膵炎（A：20歳代女性 心窩部痛，B：40歳代女性 上腹部痛，C：80歳代女性 腹痛）

A）単純CT：膵体尾部で膵腫大，周囲の脂肪組織濃度上昇とそれによる膵の輪郭不明瞭化がみられる．膵実質の造影は良好で，膵壊死はない．

B）ダイナミック造影CT（膵実質相）：膵体尾部の膵実質ではまだら状に造影不良域がみられ，膵壊死が示唆される．

C）造影CT：左腎臓の前方に脂肪濃度上昇や液体貯留を認め，この部位が前腎傍腔（➡）である．脂肪濃度上昇や液体貯留が腎下極より尾側に進展したらgrade2やgrade3となる．

性，女性では胆石性が多くみられます．

　急性膵炎にはさまざまな合併症が生じます．膵周囲の液体貯留が残存し，被包化されれば膵仮性嚢胞，壊死を伴えば被包化壊死と呼ばれます．ほかには，仮性動脈瘤，静脈血栓，イレウス，腸管壊死，多臓器不全，敗血症などがあります．

2）CT診断ここがポイント

　膵腫大，膵の輪郭不明瞭化，膵周囲の液体貯留や脂肪組織濃度上昇，前腎筋膜・後腎筋膜の肥厚，膵の造影効果減弱～消失（虚血～壊死を示唆）などがあります（図6A）．

3）急性膵炎のCT grade

　急性膵炎の重症度分類には，造影CTによるCT gradeが用いられます（表3，図7）[3]．膵造影不良域は膵壊死を反映します（図6B）．区域とは頭部，体部，尾部の3区域です．膵外進展度は，脂肪組織濃度上昇や液体貯留がみられるかどうかで判断します（図6C）．

表3 急性膵炎の造影CTによるCT grade分類

膵外進展度 膵造影不良域	前腎傍腔	結腸間膜根部	腎下極以遠
膵周囲のみあるいは 各区域に限局※	grade1	grade1	grade2
2つの区域にかかる※	grade1	grade2	grade3
2つの区域全体あるいはそ れ以上※	grade2	grade3	grade3

文献3より引用，※を補足.

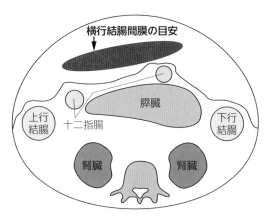

図7 結腸間膜根部の目安

4) ちょっと一言

急性膵炎の原因としての総胆管結石の有無の検索は忘れず行いましょう．総胆管結石は緊急ERCPなど，その後に続く治療方針にかかわります．

■ おわりに

本稿では，代表的な肝胆膵領域の炎症について解説していきました．頻度の高い疾患の画像を的確に診断することは大変重要です．症状，病歴，身体所見や血液検査から想定される疾患を絞り込み，超音波検査やCT検査などの画像検査を用いて，正確な診断に辿り着きましょう．

本稿が研修医の先生方の有意義な研修の一助になれば幸いです．

引用文献

1) 高田忠敬 編．急性胆管炎・胆嚢炎診療ガイドライン 2018．東京．医学図書出版．2018
2) 「急性膵炎診療ガイドライン 2021（第5版）」（急性膵炎診療ガイドライン 2021 改訂出版委員会／編），金原出版，2021
3) 武田和憲，他：急性膵炎重症度判定基準最終改訂案の検証．厚生労働科学研究費補助金難治性疾患克服研究事業難治性膵疾患に関する調査研究 平成19年度統括・研究報告書，29-33，2008

Profile

渕上真希（Maki Fuchigami）

相模原協同病院 放射線診断科
画像検査が診断や治療方針の決定に重要な役割を果たす場面は多く，どの領域においても読影力は必要不可欠だと思われます．1人でも多くの先生が画像診断に興味をもってくだされば幸いです．

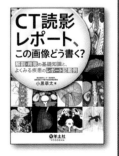

【各論】

腸閉塞（絞扼性，大腸癌）

建部祥帆

① 腸閉塞では閉塞部位の同定や，血流障害の有無の評価が必要である

② Closed loop obstructionは絞扼の頻度が高いため，closed loopの有無の評価は重要である

③ 絞扼性腸閉塞を放置すると腸管壊死や穿孔が起こりうるため，CTによる早期診断が重要である

はじめに

　　救急外来などで腹痛，嘔吐などを主訴に受診された患者さんに対しては，急性腹症として腹部CTを撮像することが多いと思います．腹部CTにて腸管の拡張，液体貯留を認めた場合，腸閉塞を疑うでしょう．しかし腸閉塞では閉塞部位の同定や，closed loopを形成しているか，血流障害の有無など，見るべき所見が多く難しく感じることも多いです．本稿では腸閉塞のCT所見について解説します．

1 腸閉塞のCT まずはここから

1）腸閉塞とイレウス

　　日本では"腸閉塞"と"イレウス"という用語が混同して使われることが多いですが，欧米では"イレウス"という用語は物理的な通過障害のない機能的イレウスに対して使われます．物理的な通過障害のある状態を"腸閉塞"と呼びます．

2) 腸閉塞の種類

　腸閉塞は，腸間膜および腸管の血流障害を伴わない単純性腸閉塞，血流障害を伴う絞扼性腸閉塞に分けられます．

　単純性腸閉塞の原因としては結石や異物による内腔の閉塞，腸管の癒着，腫瘍など腸壁の疾患，腸管外の病変による圧迫などがあげられます．

　絞扼性腸閉塞の原因としては，closed loop（後述）の形成，軸捻転，腸重積，ヘルニア嵌頓などがあります．

2　腸閉塞のCT診断ここがポイント

1) 閉塞部位の同定

　閉塞部位を同定するには，基本的には拡張した腸管を追っていくしかありません．冠状断，矢状断，thin sliceなどを駆使して腸管を追いかけて同定します．閉塞部がくちばし状に先細りしてみえるbeak sign（図1A）や，小腸閉塞の場合，small bowel feces sign（図2）といって，閉塞部直前の口側小腸内に便塊様の残渣がみられることがあり，これらがヒントになることがあります．

　内・外鼠径ヘルニア，大腿ヘルニア，閉鎖孔ヘルニアなどの外ヘルニア嵌頓の場合は閉塞部位を同定しやすいと思います．内ヘルニア嵌頓の診断は難しいことが多いですが，脱出した腸管が閉鎖腔に存在する場合，拡張した陥入腸管が類円形を示し，これをsac-like clustering（図3）といいます．

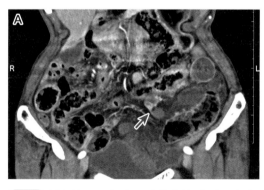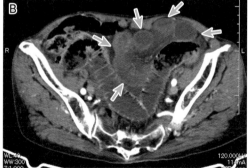

図1　絞扼性腸閉塞（80歳代女性 突然の腹痛，嘔気）
A）造影CT冠状断像（動脈相），B）造影CT横断像（動脈相）．
腸管の狭窄部にくちばし状の先細りを認める（A ➡ beak sign）．Closed loopを形成しており，壁の増強効果が減弱している（B ➡）．
経過：手術を行い小腸の壊死を認めた．大網と後腹膜との癒着をバンドに絞扼していた．

2) Closed loop obstruction

　腸管の離れた2点が1カ所で閉塞すると closed loop を形成します．原因としては索状物や内ヘルニア，軸捻転，結節形成などがあります（図4）．Closed loop obstruction では絞扼の合併頻度が高いため，closed loop の有無の評価は重要です．

　Closed loop を形成する腸管はU字型やC字型を呈します．腸管が収束する閉塞部においては腸管の狭窄部が先細りして見えることがあり，これを beak sign（図1A）といいます．また，軸捻転の場合は腸間膜血管が渦巻き状に見える whirl sign（図5）を呈します．

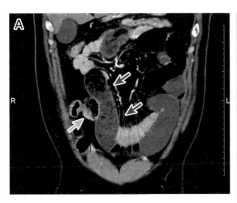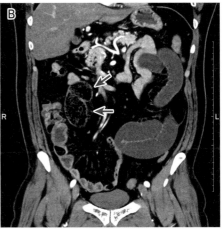

図2　小腸閉塞（50歳代男性　右側腹部痛と筋性防御）
A）造影CT冠状断像（動脈相），B）造影CT冠状断像（動脈相）.
狭窄部（A ⇨ ）の口側の小腸内に便塊様の残渣を認める（➡ small bowel feces sign）.
経過：イレウス管を挿入し保存的治療を行った.

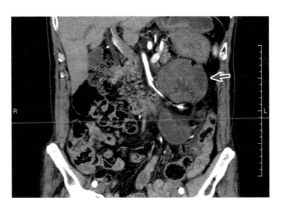

図3　小腸閉塞（内ヘルニアによる closed loop obstruction）
**　　　（70歳代男性　腹痛，嘔気）**
造影CT冠状断像（動脈相）.
拡張した陥入腸管が類円形を示している（➡ sac-like clustering）.
経過：手術を行い，横行結腸間膜後葉と小腸間膜の癒着による内ヘルニアを認めた．小腸壊死は認めなかった.

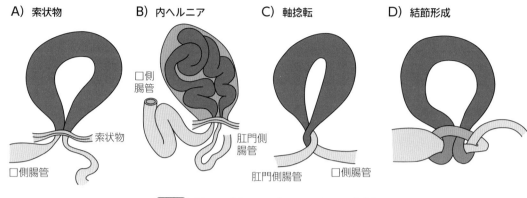

図4 Closed loop obstructionの原因
文献1より引用.

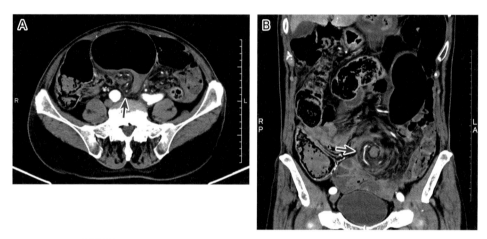

図5 S状結腸軸捻転（80歳代男性 腹部膨満と腹痛）
A）造影CT横断像（動脈相），B）造影CT冠状断像（動脈相）.
S状結腸軸捻転を認める．血管が渦巻き状に見える（→ whirl sign）.
経過：下部消化管内視鏡で整復を行った.

3）絞扼性腸閉塞の所見（表）

　　絞扼性腸閉塞は腸管や腸間膜の血流障害を伴い，放置すると腸管壊死や穿孔が起こりうるため，早急な外科手術が必要です.

　　血流障害の有無の評価には造影CTが必須です．平衡相のみの撮像では検出できないこともあるので，ダイナミック造影CTで2相（当院では動脈相と平衡相）撮像することが望ましいです．腸管壁の増強不良（図1B）の有無は，他の領域の腸管の増強効果と比較しながら評価するとわかりやすいと思います.

　　腸管壁の増強不良以外で絞扼性腸閉塞を示唆する所見としては，以下のようなものがあります．上腸間膜動脈と上腸間膜静脈の位置逆転や，whirl sign（図5），1カ所への血管集中などの腸間膜血管の異常走行がある場合は，軸捻転やclosed loopの形成が疑われます.

表 絞扼性腸閉塞の画像所見

特異性の高い所見
腸管壁内ガスおよび門脈内ガス
腸管壁の造影欠如
腸管の不整な嘴状所見（serrated beak）

絞扼が示唆される所見
大量の腹水
腸間膜血管の異常走行（SMAとSMVの逆転やwhirl sign，1カ所への血管集中など）
腸間膜血管のびまん性拡張
腸間膜脂肪の浸潤像（dirty fat sign）
局所的な腸管の造影効果持続
単純CTでの腸管壁の高吸収
ヘルニア嚢内の液体貯留（ヘルニア水）

文献1より引用.
SMA：superior mesenteric artery（上腸間膜動脈），SMV：superior mesenteric vein
（上腸間膜静脈）

血流のうっ滞により，限局性の腸間膜や腸管壁の浮腫，腸間膜血管の拡張，腹水がみられます．上腸間膜静脈への還流が減少することにより上腸間膜静脈の径が縮小し上腸間膜動脈よりも細くなることがあります．虚血が高度になると腸管壁が出血を起こして単純CTで高吸収になったり，血性腹水が出現したりします．腸閉塞によって腸管内圧が上昇したり，あるいは虚血が進行し腸管壊死を起こしたりすることによって腸管壁内にガスが出現し，腸間膜静脈→上腸間膜静脈→門脈へとガスが移動します．これらの所見は単純CTでも検出可能であり，腸管壁が増強されているかどうかを判断するためにも**単純CTの撮像も必須**です．

4）大腸癌による大腸閉塞

大腸に不整な壁肥厚や腫瘤を認め，その口側の腸管が拡張している場合は大腸癌による腸閉塞（図6）を疑います．また大腸癌による高度な通過障害や閉塞が起こると，口側腸管に虚血性大腸炎に類似した炎症が発生することがあり，閉塞性腸炎と呼ばれています．これは，腸管内圧の上昇や，腸管攣縮，細菌感染や動脈硬化などが関与しているといわれています．比較的大きな大腸腫瘍があるにもかかわらず，通過障害を生じていない場合は悪性リンパ腫など組織学的に柔らかい腫瘍である可能性が高まります．

3 この所見を認めたら，次の一手

絞扼性腸閉塞を認めた場合は，早急な外科手術が必要なので，外科コンサルトが必要です．またclosed loop obstructionを同定した場合は，絞扼の所見がはっきりしなくても今後血流障害が進行する可能性があるため，外科コンサルトが必要です．

大腸癌による大腸閉塞では，大腸ステント挿入や，原発巣切除術，人工肛門造設術などが考慮されるため，外科や消化器内科へのコンサルトが必要です．

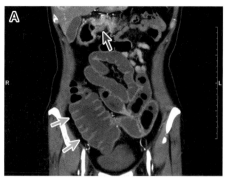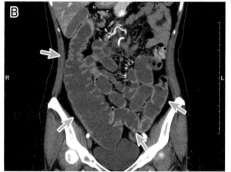

図6 横行結腸癌による腸閉塞（40歳代女性 1カ月前からの心窩部痛，嘔気）

A）造影CT冠状断像（動脈相），B）造影CT冠状断像（動脈相）．
横行結腸に造影増強される不正な壁肥厚があり（A →），口側の結腸～小腸は拡張している（→）．
経過：右半結腸切除術が施行され，病理検査で横行結腸癌と診断された．

おわりに

　腸閉塞のCT所見について解説しました．

　「腸閉塞の閉塞部位を同定するコツはありますか？」と研修医の先生から質問されることが多いですが，前述したようなヒントとなる所見はあるものの，基本的には腸管を追いかけて同定するしかありません．腸管を追いかけるのは難しいと思いますが，**普段からCTを見るときは腸管を追いかける**ように心がけると目が慣れてくると思います．

　本稿が先生方の日々の診療に役立てば幸いです．

文 献

1）「わかる！役立つ！消化管の画像診断」（山下康行／編著），学研メディカル秀潤社，2015
2）黒岩大地：腸閉塞・消化管穿孔のCTの読み方がわかる．レジデントノート，21：1089-1094，2019

Profile

建部祥帆（Sachiho Tatebe）
東京北医療センター 放射線科
苦手な分野を少しでも減らせるように日々努力していきたいです．

【各論】

消化管穿孔（上部・下部）

中村　聡，北沢将人，副島雄二

① 消化管穿孔診断にCT検査は有用である

② CT検査所見では遊離ガスや腸管壁の断裂以外に腸管周囲脂肪織濃度の上昇などの副次的所見は重要である

③ モニター画面のウィンドウ幅やウィンドウレベルを自身で調整することで腹腔内遊離ガスや微細な腸管外ガス像も見逃さない

■ はじめに

　　救急外来では急性腹症の患者さんが多く来院されます．そのようななかで「消化管穿孔」は緊急手術が必要な疾患で，救急外来受診時にはショック状態となることもあるため，早期に診断し上級医や消化器外科にコンサルトをする必要があります．そのため，症状や所見から消化管穿孔を疑い，患者さんの全身状態を保ちつつ，CT検査を含む適切な検査を行い，診断できるかが重要になってきます．

1 消化管穿孔のCT まずはここから

1）遊離ガスを見つけよう

　　まず，消化管穿孔は消化管に穴があくわけですから，遊離ガスが腹腔内や管腔外に出現します．後腹膜や腸間膜内への穿通や遊離ガスが少量の患者さんの診断には，穿孔部位推定も含めて造影CT検査（ときには単純CT検査）が非常に有用です．64列MDCTによる造影CT検査では80.5％で消化管壁断裂部位まで同定可能と報告されています[1]．急性発症で腹膜刺激症状がある腹痛には，手術治療なども考慮して，最初からCT検査を考慮し

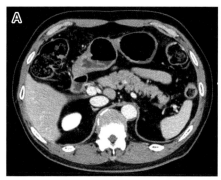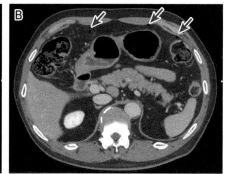
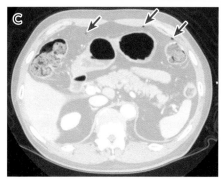

図1 造影CT横断像：ウィンドウ幅，ウィンドウレベルの調整
A）WW 300／WL20，B）WW 500／WL20，C）WW 1500／WL −550
ウィンドウ幅の調整で少量の遊離ガス（➡）が確認しやすくなる．
WW：window width（ウィンドウ幅），WL：window level（ウィンドウレベル）

てもよいでしょう．

　CT検査で遊離ガスを検出する際は，肺野条件で腹部を観察するとよいとされますが，周囲臓器との関係性，特に腸管壁の肥厚や周囲脂肪濃度の上昇などの副次的所見がわからなくなると考えます．自身でCTモニター画像のウィンドウ幅を広げて調整し，腹腔内の脂肪組織と遊離ガスにコントラストをつけて，遊離ガスを積極的に探しに行く癖をつけるとよいでしょう（図1）．

2）消化管穿孔と消化管穿通の違いを考えてみよう

　消化管の壁に何らかの原因で全層性の穴が開くことを**穿孔**といい，あいた穴が隣接する組織や臓器などによって被覆されている状態を**穿通**といいます（図2）．

　穿孔は突然痛みを生じ（sudden onset），管腔内の内容物が広がるため，汎発性腹膜炎の症状を呈し，ショックなど全身状態が不良となることもたびたび経験します．しかし，穿通は穴に蓋をされるため局所的な炎症でとどまることが多く，発熱のみや膿瘍形成を伴う限局性腹膜炎による局所圧痛など，典型的な腹膜刺激症状は必ずしも認めないことがあるので，注意が必要です．このような場合，少量の遊離ガスのほかに，「**腸管周囲の脂肪織濃度の上昇**」，「**腹水の位置**」，「**腸管外（特に腸間膜内や後腹膜）の便塊**」などが副次的所見として穿通部位の推測に有用です（表）[2, 3]．特に脂肪織濃度上昇は炎症を伴うさまざ

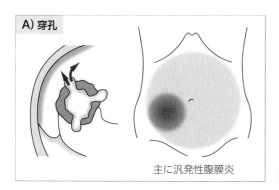 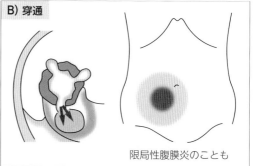

図2 穿孔と穿通

表 消化管穿孔でのCT所見

腹腔内/腹腔外組織内遊離ガス
腸間膜脂肪織濃度上昇
腸管壁限局性肥厚
腸管管腔外液体貯留，膿瘍
腸管壁欠損

文献3より引用.

な疾患で有用な所見のため，日々意識しましょう.

3) Non-surgical pneumoperitoneum

CT検査で遊離ガスを認めても，すべて緊急手術の必要があるとは限りません.

腹部術後，腹膜透析，経腟性，腸管気腫症などでも，CT検査で遊離ガスのみ認めることがあります. **発症の経過（突然？ 徐々に？）や腹部症状を考慮して診断してください.** 特に，腸管気腫症は腸管虚血でも認めることがある所見のため，虚血や穿孔の併存の可能性を考えつつ，慎重な経過観察を行う必要があります.

2 消化管穿孔のCT診断ここがポイント

1) 上部消化管穿孔

上部消化管穿孔の原因は ① 潰瘍，② 悪性腫瘍，③ 異物・外傷・医原性，④ その他，が考えられます.

腸内消化液の腹腔内漏出のため，化学的な刺激から痛みが強く，突然の激痛で受診されます. CT検査では**上腹部を中心に比較的多量の遊離ガスが検出されます**. 特に肝門部周囲に多量の遊離ガスがあると，上部消化管穿孔の可能性が高いと考えます. 上部消化管穿孔では潰瘍が原因となる場合が多いため，腸管壁肥厚と穿孔部と思われる壁の欠損が観察できることがあります.

　51歳男性．仕事中，突然上腹部痛が出現し，救急搬送された．

　搬送時バイタルは安定していたが腹痛はNRS 10と非常に強く，鎮痛薬投与でも改善がない状態であった．

　腹部造影CT検査で，多量の遊離ガスと十二指腸球部に潰瘍と思われる壁断裂像を認め，十二指腸潰瘍穿孔と診断し，緊急手術（大網充填術，腹腔内洗浄ドレナージ）を行った（図3）．

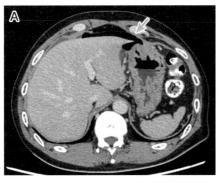
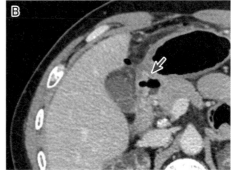
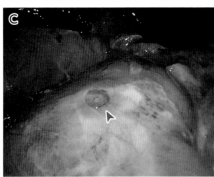

図3　十二指腸潰瘍穿孔

A）造影CT横断像，B）造影CT横断像（拡大像），C）術中所見

多量の遊離ガス（⇨）と十二指腸球部に腸管壁の欠損（➡）を認める．手術時所見では球部前壁に穿孔（➤）を認めた．

2）下部消化管穿孔

　　下部消化管穿孔の原因は ① 憩室，② 悪性腫瘍，③ 異物・外傷・医原性，④ その他，などがあります．

　　下部消化管穿孔は，後腹膜や腸間膜側への穿孔症例や穿孔部の大網などによる被覆による穿通症例のことがあり，腹痛も上部消化管穿孔と比較し，限局性で比較的軽度な場合があります．またCT検査所見でも遊離ガスが少量のことがあり，副次的所見を見つけることが診断につながります．敗血症に陥りやすく，来院後に急変する可能性もあり，**早期診断が必要で上部消化管穿孔よりも注意すべき疾患と考えます**．多くは緊急で腸管切除，洗浄ドレナージを行い，人工肛門造設も必要となります．腹膜炎手術は術後90日死亡率が10.9〜14.1％ときわめて高いことが報告されています[4]．

症例2

72歳男性．尿が出にくく，腹部の張りを認めたが，すぐに消失．4時間後，突然下腹部痛が出現し徐々に痛みが増悪し救急搬送．来院時痛みの改善あり．造影CTで少量の遊離ガスと，S状結腸周囲の脂肪織濃度上昇，腸管外のガス像，壁の断裂に連続する液体貯留（膿瘍腔）を認めた．S状結腸憩室穿通と診断し緊急手術（開腹S状結腸切除，腹腔ドレナージ）を行った（図4）．

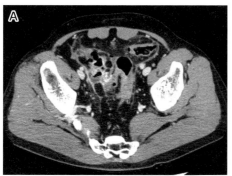
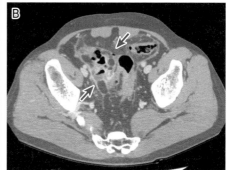
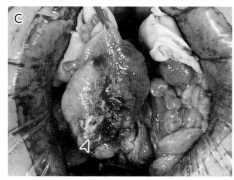

図4 S状結腸憩室穿通
A）造影CT横断像：WW 300／WL 20,
B）造影CT横断像：WW 600／WL 20,
C）術中所見
S状結腸周囲の脂肪織濃度の上昇，腸間膜内の腸管外ガス，液体貯留（➡）を認めた．手術時は限局性腹膜炎の状態で穿通部（▷）を剥離すると膿瘍形成を認めた．

症例3

40歳代男性．自動車同士の交通外傷．シートベルトを着用されていた．受傷後から腹痛あり，造影CTで少量の遊離ガスのほかに，左側小腸の限局的な壁肥厚，壁の断裂，液体貯留を認め，外傷性小腸穿孔の診断で緊急手術（小腸部分切除，腹腔内ドレナージ）を行った（図5）．

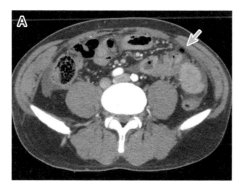
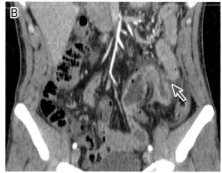

図5 外傷性小腸穿孔（解説は次ページ）

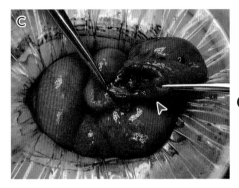

図5 外傷性小腸穿孔（続き）

A）造影CT横断像，B）造影CT冠状断像，
C）術中所見
少量の遊離ガス（→）のほかに，損傷した腸
管の限局性壁肥厚，腸管壁の不連続性（➡）
を認めた．手術では小腸の断裂（➤）を認めた．

おわりに

　消化管穿孔の腹部CT画像を見るときに，筆者が考えていることを紹介しました．

　まず，急性腹症の患者の診察の際に「消化管穿孔」を疑うこと，CT検査を実施できることが大切です．CT検査では，遊離ガスだけでなく，周囲脂肪織濃度上昇，限局的腸管壁肥厚などの所見を注意深く検出することが重要だと考えます．

引用文献

1）「急性腹症診療ガイドライン2015」（急性腹症診療ガイドライン出版委員会／編），医学書院，2015

2）妹尾聡美：消化管穿孔．臨床画像，37：70-80，2021

3）Borofsky S, et al：The emergency room diagnosis of gastrointestinal tract perforation：the role of CT. Emerg Radiol, 22：315-327, 2015（PMID：25417073）

4）Marubashi S, et al：Surgical outcomes in gastroenterological surgery in Japan：Report of the National Clinical Database 2011-2019. Ann Gastroenterol Surg, 5：639-658, 2021（PMID：34585049）

Profile

中村　聡（Satoshi Nakamura）

信州大学医学部外科学教室 消化器・移植・小児外科学分野
診断から治療まで．信州で外科医をめざしてみませんか．

北沢将人（Masato Kitazawa）

信州大学医学部外科学教室 消化器・移植・小児外科学分野 講師

副島雄二（Yuji Soejima）

信州大学医学部外科学教室 消化器・移植・小児外科学分野 教授

【各論】
消化管出血（上部・下部）

鈴木茂利雄

① 消化管出血は救急外来，一般病棟において日常的に遭遇する頻度の高い疾患である

② ダイナミック造影CTでの血管外漏出像（extravasation）の評価を学ぶ

③ 単純，早期相，遅延相のそれぞれの意義を理解し，適切な治療につなげる

■ はじめに

　　消化管出血に対するCT検査は，診断だけでなく，治療方針の決定にも用いられます．バイタルサインや血液検査の結果とともに，緊急での内視鏡が必要なのか，保存的に加療可能かを判断する材料になります．さらに，出血している部位の同定に役立つ場面もあり，後の止血治療にとって有用な情報になります．この稿では，消化管出血の「診断」および「治療方針の決定」におけるポイントを学んでいきます．

1 消化管出血のCT まずはここから

1）上部と下部消化管出血

❶ CTをオーダーする前に

　　消化管出血はTreitz靭帯より口側の消化管から出血する上部消化管出血と，肛門側から出血する下部消化管出血に大別されます．典型的には上部消化管出血は吐血や下血（黒色の便・タール便）を，下部消化管出血は血便（赤い，血液が混じった便）をきたします．しかし，急速かつ大量の上部消化管出血の場合には血便になることもあり注意が必要です．病歴聴取の際に患者さんの症状をよく確認し，便の性状の観察や直腸診を行います．また，血便，特に鮮血の場合には痔核からの出血の可能性もあり，ERでは直腸診の後に肛門鏡まで施行するのが一般的です．

❷ 鑑別疾患と具体的な治療を想定しながら，CTへ

　上部消化管出血では胃・十二指腸のびらんや潰瘍，胃・食道静脈瘤，Mallory-Weiss症候群，腫瘍などが原因としてあげられます．また，下部消化管出血では憩室出血，虚血性腸炎，炎症性腸疾患，腫瘍などが鑑別になります．状況にもよりますが，**緊急度は上部＞＞下部**です．血液検査やバイタルサインを確認しながら，上部消化管出血では迅速な止血戦略が必要となります．CTをオーダーする際に，ある程度原因疾患を想定し，内視鏡や血管内治療などを想定しておくことが重要です．

2）ダイナミック造影CTにおけるポイント

　消化管出血の際は単純CTに加えて，造影剤注入後に複数の時相，「早期相（動脈相）」・「平衡相（静脈相）」で撮像するダイナミック造影CTが有用です．重要なポイントは，① 単純CTをきちんと読めるようになること，② 単純CTとの比較により血管外漏出像（extravasation：EV）を見極めることです．

❶ 単純CTの評価

　まず，高吸収域の所見から出血の有無を判断します．**症例1**（図1）は，上行結腸憩室出血の画像です．単純CT（図1A）において ➡ の消化管内腔が，わずかに高吸収域になっていることがわかります．肉眼的にわかりにくいケースが多いためCT値を利用するのも

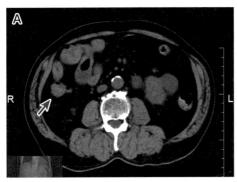

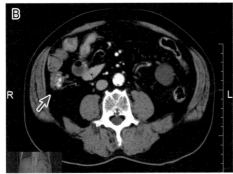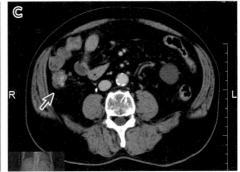

図1　症例1：60歳代男性 主訴；血便
A）単純CT横断像．内腔（➡）の高吸収域の中心のCT値は69 HU．
B，C）ダイナミック造影CT横断像．B：早期相，C：平衡相．➡血管外漏出像．

便利です．CT値＞60 HU（Hounsfield Unit：ハンスフィールドユニット）は出血の可能性があるとされています．また，この時点でfree airの有無，その他石灰化病変の有無に関しても単純CTで検出する必要があります．ただし単純CTでは，出血の「有無」に関しては参考になりますが活動性出血かどうかの判断はできません．そこで，後述するダイナミック造影CTでの評価を続けて行います．

3）単純CTとの比較によりEVを見極める

図1Bは，同部位における造影CT（早期相）の画像です．➡に示されている消化管内腔に，EVが認められます．図1Cは平衡相の画像ですが，血管外に漏れ出た造影剤がわずかに増量していることがわかります．早期相で造影剤の消化管内腔への漏出が認められ，その後，形を変えて広がっている所見であり，憩室からの活動性出血を示しています．わかりにくいケースも多いため，単純CTとの比較で評価を行うことが大切です．

2 CT診断ここがポイント

1）上部消化管出血

●消化性潰瘍のCT診断ここがポイント

上部消化管出血の原因として50〜70％を占めるのが消化性潰瘍で，救急外来でも頻繁に遭遇します．通常は病歴や身体所見から疑った場合には上部内視鏡が優先されます．しかし，ショックバイタルで血管内治療が必要な場合や，潰瘍を形成した腫瘍からの出血の際にはCTが選択されます．**症例2**（図2）は単純CT（図2A）で胃内部に凝血塊を認め，ダイナミック造影CT（図2B，C）で十二指腸の下行脚に強い造影効果とEVを認めます．消化管穿孔は認めず，CT後に緊急内視鏡を行い十二指腸にDieulafoy潰瘍と，噴出する動脈性出血を認め，直ちに止血操作を行いました．

2）下部消化管出血

❶ 憩室出血のCT診断ここがポイント

下部消化管出血のうち最も頻度が多いのが憩室出血で，全体の40〜50％を占めます．図1で示したように，単純CTである疾患を絞り込み，その後のダイナミック造影CTにより確定診断および治療法の選択を行います．**活動性出血の有無と，責任病変を探す**ことはその後の下部消化管内視鏡や血管内治療を行ううえで重要な所見になります．

❷ 虚血性腸炎のCT診断ここがポイント

虚血性腸炎は下部消化管出血の2〜3割を占め，救急外来で遭遇する血便の原因のほとんどは憩室出血か虚血性腸炎です．血管分布の解剖学的な要因から左側結腸に多く，腹痛を伴うのが特徴です．**症例3**（図3）は典型的な虚血性腸炎の像です．単純CTで（図3A）下行結腸の広い範囲に浮腫状変化と周囲脂肪織濃度の上昇を認め，造影CT（図3B，C）では粘膜面の造影効果を認めます．また，腸管の3層構造が保たれている点も重要です．

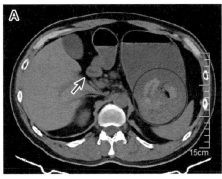

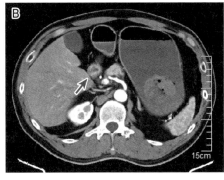

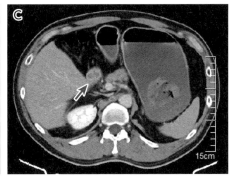

図2 症例2：40歳代男性 主訴；黒色便

A）単純CT横断像．十二指腸（➡）内部のCT値は60〜70 HU，胃（◯）の内部は70〜80 HU．
B，C）ダイナミック造影CT横断像．B：早期相，C：平衡相．

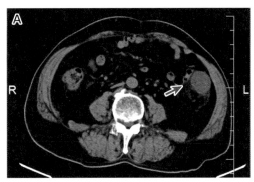

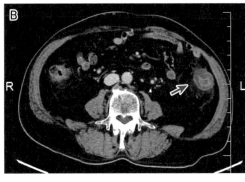

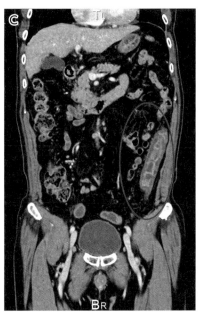

図3 症例3：70歳代男性 主訴；腹痛

A）単純CT横断像．腸管周囲の脂肪織濃度の上昇を認める．
B，C）造影CT．B：横断像，C：冠状断像．粘膜面も造影
され，腸管の3層構造がはっきりとわかる．
➡，◯下行結腸．

3 この所見を認めたら，次の一手

消化管出血においてCTを撮る意義は，適切な止血治療につなげることです．特に下部消化管出血においては，前述の手順で活動性出血の有無を見極めることが大切です．憩室出血においては，CTでEVを認めた場合には，その後の内視鏡で60％の確率で出血源を同定できたと報告されています．一方で，EVを認めない状況で内視鏡を施行した場合には20〜30％の検出率とされています[1]．また，EVで大量出血がある場合や，出血によりバイタルサインが不安定な場合には，血管内治療を先行させるケースもあります．その際は，塞栓子による消化管の虚血に十分注意して治療を行います．

おわりに

消化管出血においてのCT検査は，出血病変を正確に評価するためのエッセンスがつまっています．内視鏡や血管内治療を行う各専門医にコンサルトする際にも，きちんと診断，活動性出血の有無をプレゼンテーションできるように日頃から勉強しておくことが大切です．

引用文献

1）Sugiyama T, et al：Efficacy of Contrast-enhanced Computed Tomography for the Treatment Strategy of Colonic Diverticular Bleeding. Intern Med, 54：2961-2967, 2015（PMID：26631877）

Profile

鈴木茂利雄（Morio Suzuki）

河北総合病院 救急集中治療科
研修医の頃から金井先生にお世話になっています．当時からラテンアメリカに興味があり，最近はメキシコやグアテマラなどの病院のICU教育なども行っています．どこの国の研修医の先生も，とてもやる気に満ちていて，刺激になりますね．

【各論】

腹腔内出血（腹部内臓動脈瘤破裂，腫瘍破裂）

白根翔悟

① "目に見えない"出血性ショックの鑑別に腹腔内（後腹膜）出血をあげる

② 適切なプロトコールで撮像したCT検査のオーダーが患者マネジメントの鍵を握る

③ 腹腔内（後腹膜）出血の原因・背景疾患にも思考を巡らせる

はじめに

　「腹腔内（後腹膜）出血（以下，腹腔内出血とします）」と聞いて皆さんはどのような疾患をイメージするでしょうか．外傷や医原性（腹腔穿刺など）による腹部臓器の損傷から腹腔内出血をきたした場合には，「受傷機転」という有力な情報と，FAST（Focused Assessment with Sonography for Trauma）など超音波検査により腹水を確認できれば迷わず造影CTを撮像することとなり，診断については比較的容易かもしれません．一方，内因性疾患を背景とした腹腔内出血では，しばしばその診断に苦慮します．そもそも頻度が高くないことに加え，「腹痛」で来院しバイタルサインも保たれていた場合には，鑑別にすらあがらないこともあるのではないでしょうか．特に腹腔内ではなく後腹膜や腸間膜内への出血はFAST陽性とならず超音波検査での同定が困難であるため診断がきわめて困難です．しかし，腹腔内出血は，適切な画像診断と初期対応がなされなければ致命的となることもあります．ここでは腹腔内出血における，特に画像に焦点を絞った診断のポイント，遭遇したときに考えるべき事項についてまとめていきます．

1　腹腔内出血のCTまずはここから

1）腹腔内出血

　　非外傷性の腹腔内出血においてはその出血源としてさまざまな臓器，病態が想起されます．前述のように疾患に特異的な症状があるわけではないため，診断，原因および出血量の評価においてはCT検査が有用になります[1, 2]．

　　腹水は通常，肝臓，脾臓，小腸周囲，網嚢，Morrison窩，骨盤底に貯留しますが，**腹水量がどこに多いかという情報は，出血源を想定するうえでヒントとなります**．また腹部は，腹膜という膜構造に覆われた腹腔とその外側の後腹膜腔に分けられ，後者には十二指腸の一部，膵臓の一部，腎臓，副腎，尿管，上行・下行結腸，腹部大動脈があり，これらの臓器からの出血は通常後腹膜血腫となりますが，多量の後腹膜血腫は腹膜を超えて腹腔内の腹水として認められることもしばしば経験します．

　　出血の原因は「腫瘍性」と「非腫瘍性」に分けると整理しやすいのですが（**表**）[3]，疾患は多岐にわたるため，これらを記憶するというよりも，**画像から出血源を特定し，隠れている背景疾患を推定していく方が現実的であると考えます**．非腫瘍性のなかには，嚢胞破裂，動脈瘤や仮性動脈瘤破裂，血管炎，凝固異常に特発性の臓器出血などがあります[3]．

　　救急外来を受診した腹腔内出血の患者で，男性では腫瘍性（特に肝腫瘍破裂）が，若年女性では生殖臓器由来の出血（卵巣嚢胞破裂）が多かったという報告もあり年齢や性別，背景情報はその原因をある程度推測する手がかりとなるかもしれません[4]．

表　内因性腹腔内出血の臓器別原因疾患の例

臓器＼背景疾患	腫瘍性	非腫瘍性
肝臓	肝細胞癌，血管腫，転移性腫瘍，限局性結節性過形成，腺腫，肝芽腫，血管肉腫	肝嚢胞，肝硬変
膵臓	漿液性嚢胞腺腫，IPMN，粘液嚢胞腺腫，NET	仮性嚢胞
脾臓	血管肉腫	類表皮嚢胞
腎臓	腎細胞癌，AML，オンコサイトーマ	腎嚢胞，凝固異常，血管炎
膀胱	膀胱癌	凝固異常
副腎	腺腫，神経芽腫，副腎皮質癌，褐色細胞腫，リンパ腫，転移性腫瘍	凝固異常，抗リン脂質抗体症候群
消化管	腺癌	血管異形成，凝固異常，膵炎
生殖器	子宮体癌，子宮頸癌	卵巣嚢胞，子宮内膜腫，異所性妊娠
後腹膜	神経線維腫症，リンパ腫	凝固異常，血管病変

IPMN：intraductal papillary mucinous neoplasm（膵管内乳頭粘液性腫瘍），NET：neuroendocrine tumor（神経内分泌腫瘍），AML：angiomyolipoma（血管筋脂肪腫）
文献3を参考に作成．

2) 単純CTと造影CT

　　出血を評価する際のCT検査においては，原則として単純CTとダイナミック造影CTを撮像します．ダイナミック造影CTについての詳細は他稿〔【総論】主訴と救急の腹部CT撮像プロトコール（p.1007）〕を参照ください．後述の血管外漏出像，仮性動脈瘤，そして根治的治療を行ううえで重要な動脈の走行や背景病態の推定のため，**動脈相，門脈相，平衡相を含めたダイナミック造影CTが腹腔内出血においても重要**となります．

　　CTにおける腹腔内での血腫の見え方は，出血からの時間経過によって異なってきます．急性の出血においては単純CTで30～45 HUほどのCT値を呈し（図1），水や腹水より高い値となりますが，出血後数時間が経過するとヘモグロビンの濃度上昇に伴い，凝固した血液がより血栓化してくるとさらに高吸収（CT値＞60 HU）に変化してきます[1, 5]．その後数日間，血栓の溶解に伴いCT値は低下し，通常2～3週間後にはそのほかの体液と同様となります[5]．

 Sentinel clot sign

　　血栓は出血部位に近いところから形成されていく傾向があるため，出血源周囲の高吸収域が，比較的低吸収の液体成分に地図状に囲まれた所見を呈します．高吸収部分はsentinel clot signと呼ばれ，出血源の特定に役立つことがあります[1, 2]．

　　出血性の病態における単純CTの意義についてですが，診断における意義と，治療における意義の2つの側面が考えられます．前者においては，前述のようにCT値を測定することで血腫の存在を推定できます．突然発症の左腰部痛患者に尿管結石を疑い単純CTを施行したところ，腎周囲に血腫が確認でき，特発性腎出血が疑われ造影CTに踏み切ることができたという経験があります．また石灰化やCTで高吸収を呈する体内の異物（内視鏡クリップなど）は，一見造影剤の血管外漏出像との区別に苦慮することがありますが，石灰化や異物は単純CTでも高吸収を呈するため，単純CTと造影CTの動脈相を比較することで見分けることができます．

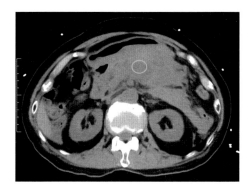

図1 腹腔内出血（80歳代男性）
単純CT 横断像．突然発症の腰背部および腹痛で来院．単純CTで膵アーケードを中心に多量の腹水を認めた．緑丸（○）部のCT値は37 HUで急性出血が疑われた．

加えて，腹腔内出血は血管内治療の適応となることが多くあります．単純CTで動脈の石灰化を確認しておくことで，血管アクセス時の動脈穿刺やカテーテル操作の際にも役立ちます．

3）血管外漏出像と仮性動脈瘤

腹腔内出血の診断に至ったら，次は活動性の出血であるかどうかを評価します．もちろん画像だけでなくバイタルサインや身体所見も合わせて判断されるべきですが，今まさに動脈から血液が漏れ出ていることを造影CTで確認できます．それが造影剤の血管外漏出像，いわゆるextravasationです．**血管外漏出像は，動脈相で血管外に漏出した造影剤が，その後の平衡相で周囲に広がっていることを確認します．**動脈相だけだと，血管外漏出像なのか，血管そのものが造影されているだけなのか，判断し難いことがあり，この平衡相で周囲に造影剤が広がっていることが重要と考えます．血管外漏出像のCT値は通常85 HUより高く，約130 HU程度となります（図2）[5]．

CTで血管外漏出像がなかったとしても仮性動脈瘤の存在は，緊急での治療介入が必要となることがあり注意が必要です．動脈瘤は，真性動脈瘤と仮性動脈瘤に分類することができます．真性動脈瘤は動脈の内膜から外膜にかけてすべての層が瘤状に突出したもので，変性または動脈硬化性変化による平滑筋の減少，弾性線維の破壊，中膜の欠落などに起因します[6]．一方で仮性動脈瘤は，一度破綻した動脈から漏れ出た血液が，周囲の組織で閉じ込められ，線維組織のカプセルとなった状態です[7]．血管外膜を含む場合とそうでない場合とがありますが，いずれにしても仮性動脈瘤は動脈壁の局所的な出血と考えることができ，外傷，医原性損傷，感染，血管炎などがその原因となります[6, 7]．仮性動脈瘤は真性動脈瘤と異なり動脈壁の正常な3層構造を欠いているため，再破裂の可能性が高く，基本的にはその大きさにかかわらず治療の適応と考えねばなりません[6, 7]．画像上は，動脈自体の拡張ではなく，動脈近傍の造影剤貯留が仮性動脈瘤を示唆する所見となります（図3）．

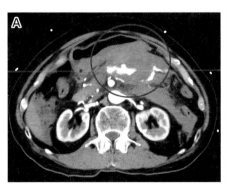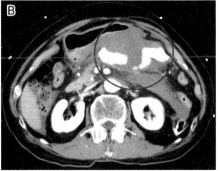

図2　腹腔内出血（80歳代男性）
造影CT 横断像　A）動脈相，B）平衡相．突然発症の腰背部および腹痛で来院．図1と同症例．造影CTの動脈相で膵アーケードの一部（○）に造影剤の血管外漏出像を認め，平衡相では周囲への広がりが確認できる．

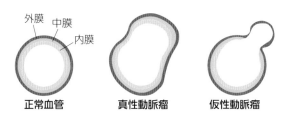

外膜　中膜
内膜

正常血管　　　真性動脈瘤　　　仮性動脈瘤

図3 真性動脈瘤と仮性動脈瘤の形態イメージ

4）3D-CT

　近年のCT装置は，血管を3D構造として再構成することのできるものが増えており，画像診断・治療において一役を担っています．CT画像は横断（水平断，axial），冠状断（coronal），矢状断（sagittal）の3方向をそれぞれ平面の画像で読影しますが，血管走行や後に記載する動脈瘤の位置や向きなどについては3D再構成した画像があると立体的なイメージがつきやすくなります．診断的な要素はもちろん，カテーテル治療を行ううえで非常に有用な情報となります．

2 腹腔内出血のCT診断ここがポイント

1）腹部内臓動脈瘤のCT診断

　腹部内臓動脈瘤は基本的には無症状であるため画像検査で偶発的にみつかるか，破裂して腹腔内出血をきたして受診するというケースの2通りがほとんどです．約1/4の例が後者ともいわれていますが，情報が乏しいなか，緊急診療での正確な診断はきわめて難しいと考えられます[6]．破裂例の死亡率は少なくとも10％と報告され，腹腔内出血をみたら動脈瘤破裂の可能性を疑わねばなりません[6]．ダイナミック造影CTを撮像し，動脈相で嚢状，瘤状に造影効果のある動脈瘤と，その周囲の血腫を確認します．瘤が小さいと瘤自体が確認できないこともありますが，血管外漏出像の有無を評価し，すぐさま血管内治療の準備を進めるべきでしょう[5]．

　腹部内臓動脈瘤は，そもそもの疾患頻度が高くないうえに，さらには動脈瘤の部位によってその特徴が異なっており，各動脈瘤の特徴についてはまだまだわかっていない部分，明確なコンセンサスが得られていないことも多いのが現状です．各動脈瘤の詳細は割愛しますが，発生部位の頻度について文献に基づき図4にまとめています．

2）SAM，MALSについて

❶ 真性動脈瘤の原因

　仮性動脈瘤は前述のように何かしらの血管破綻が原因で発生しますが，真性動脈瘤は半数以上が動脈硬化性のものと考えられています[6]．そのほかにも血管炎，線維筋性異形成，Marfan症候群やEhlers-Danlos症候群など，血管自体に変性をきたすような病態も動脈瘤

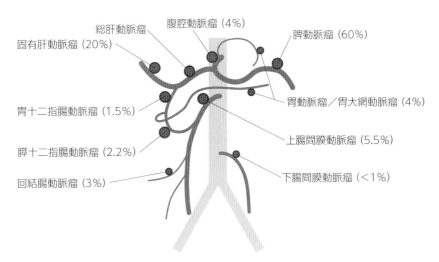

図4 内臓動脈瘤の発生部位
文献8をもとに作成.

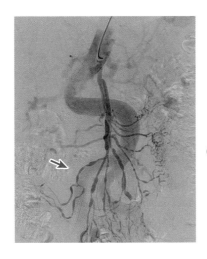

図5 上腸間膜動脈造影
突然発症の腹痛で来院した60歳代女性．CTで回腸動脈末梢の腸間膜に血腫を認め，血管造影をしたところ，腹部血管の数珠状拡張・狭窄（→）があり，背景としてSAMの存在が疑われた．

に起因します．そのため動脈瘤の患者さんを診療した際には，その原因，背景疾患について想起し，情報を集めなくてはなりません．そのなかでも画像が特徴的で大きな手がかりとなる2疾患を紹介します．

❷ SAMとは

腹部内臓動脈瘤をきたす背景の1つにSAM（segmental arterial mediolysis：分節性動脈中膜融解）というものがあります．非炎症性，非動脈硬化性の病態で，その名の通り動脈の中膜平滑筋細胞が変性，融解を起こし，血管壁が脆弱となることで動脈瘤を呈するといわれています[9]．動脈の囊状，紡錘状動脈瘤，数珠状の不整な拡張と狭窄化を見たらSAMを疑いますが，CTのみでの診断はなかなか難しく，血管造影を行うことでより血管所見が明らかとなり診断に迫ることができます（図5）．

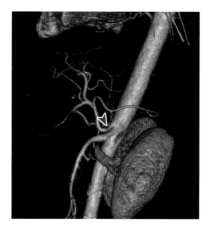

図6 MALS（60歳代男性）

3D-CT．上腹部痛で来院され，原因不明で経過観察入院したものの，院内で失神をきたした．造影CTで後上膵十二指腸動脈瘤の破裂を認めた．3D-CTで腹腔動脈起始部が強く屈曲，狭窄しており（➤），背景病態としてMALSの存在が疑われる所見であった．

❸ MALSとは

　SAMに加えて，MALS（median arcuate ligament syndrome：正中弓状靭帯症候群）も腹部の動脈瘤をきたす背景病態として知っておくべきでしょう．MALSは，横隔膜を形成する正中弓状靭帯が，腹腔動脈の起始部を物理的に圧迫することで，腹痛，体重減少などをきたす病態ですが，腹腔動脈の圧迫による血行動態の変化から膵十二指腸動脈，胃十二指腸動脈らが形成する膵十二指腸アーケードに血行学的ストレスがかかり，動脈瘤をきたすことがあります[6, 10, 11]．腹部大動脈から起始する腹腔動脈が圧迫されている画像所見は，体幹を横から見ると評価しやすいため，CTの矢状断，3D再構成像を確認することで診断に迫ることができます（図6）[6, 10]．

3）肝細胞癌破裂，腎血管筋脂肪腫破裂

❶ 腫瘍の破裂による腹腔内出血

　腹腔内出血は腫瘍の破裂が原因となっていることがあり，特に肝細胞癌の破裂はアジア人では頻度が高いといわれており[12]，鑑別にあげるべき疾患です．

　ほかにも破裂により腹腔内出血をきたす腫瘍はありますが，ここでは頻度が高いとされる肝細胞癌の破裂と，腎血管筋脂肪腫の破裂について述べます．

❷ 肝細胞癌破裂

　肝細胞癌が破裂する明確なメカニズムはまだ明らかとなっていませんが，腫瘍栄養血管の変性，肝静脈のうっ滞，肝セグメント内の圧の増化といった説があり，肝硬変，門脈血栓，高血圧症，腫瘍径＞5cmなどが破裂のリスクといわれています[12]．診断にはやはりダイナミック造影CTが有用で，肝細胞癌自体の診断，不連続となった肝被膜，被膜下血腫，血性腹水，血管外漏出像を評価します[12]．肝細胞癌破裂の初期治療において，血管内

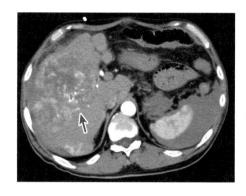

図7　肝細胞癌破裂（60歳代男性）
造影CT横断像（動脈相）．右上腹部痛と
失神で受診した．造影CTで多量の腹水
と，血管外漏出像を伴う肝腫瘤（➡）
を認め，肝細胞癌破裂が疑われた．

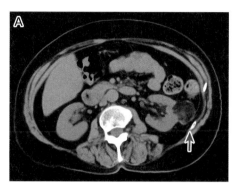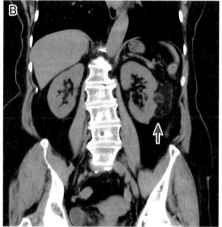

図8　腎血管筋脂肪腫（80歳代女性）
単純CT　A）横断像，B）冠状断像．CTで偶発的に腎腫瘤を認めた（➡）．CT値の低い脂肪組織
を多く含み，腎血管筋脂肪腫が疑われた．

治療が外科的治療よりもよい成績をおさめており，第一選択となります（図7）[13]．

❸　腎血管筋脂肪腫破裂

　　非外傷性腎出血においては，腫瘍に起因するものが6割を占め，なかでも腎血管筋脂肪
腫（angiomyopipoma：AML）が最頻で，15％は出血を合併，4cm以上および妊娠が破
裂のリスクといわれています[14, 15]．AMLは30歳代の若年層に好発し，臨床上は結節性硬
化症との関連が有名ですが，CT所見では石灰化を伴わない脂肪を多く含んだ腫瘍が特徴的
です（図8）[14]．破裂による活動性出血では，CT値−20HU未満の脂肪成分の腫瘍のなか
に，動脈相で造影剤の血管外漏出像が確認できます．腎臓は後腹膜臓器であるため，血腫
は通常腹腔ではなく，後腹膜を中心に分布します．治療は血管内治療，外科的切除があり
ますが，腎機能温存の観点から，まずは血管内治療を考え放射線科/IVR科へのコンサル
テーションが妥当と思われます[14]．

③ この所見を認めたら次の一手

　　大量の血管外漏出像を認めた場合には，緊急血管内治療，外科的治療が必要な可能性が高くなります．腸管虚血などを伴う場合には外科的介入が必要ですが，近年はより低侵襲に治療ができる血管内治療の有用性の報告が増え，血管内治療が第一選択となることも多くなりました．診療のスピードを一段階あげ，適切な部門，施設への迅速なコンサルテーションすることが救命の鍵となります．

> **【コラム】腹部救急のCT ちょっと一言：thin sliceの有用性**
> 　CTは通常，5mmスライスの画像がつくられますが，複雑な腹部血管は5mmスライスだと走行が正確に追えなかったり，小さな仮性動脈瘤などが見逃されてしまう可能性があります．そのようなときには，CTのthin sliceが役立ちます．CT画像のvolume dataから，0.5mm，1mmなどより薄いスライスの画像をつくることができ，より正確な画像読影が可能となります．CTで腹腔内出血が確認できた際には，放射線科技師さんと連携して「thin slice」を作成してもらうとよいでしょう．

おわりに

　　腹腔内出血は遭遇頻度は高くないものの，見逃すと致死的な転帰を迎えかねず，緊急での介入を要する重要な病態です．適切な診断のためには適切なCTのオーダーと読影が鍵を握ります．活動性出血や仮性動脈瘤の存在から治療方針を決定することに加え，なぜ腹腔内出血を起こしたのか，腹腔内出血の裏に隠れる背景疾患にも意識を向けることが重要です．

引用文献

1）Furlan A, et al：Spontaneous abdominal hemorrhage：causes, CT findings, and clinical implications. AJR Am J Roentgenol, 193：1077-1087, 2009（PMID：19770332）

2）Gomez E, et al：CT of acute abdominopelvic hemorrhage：protocols, pearls, and pitfalls. Abdom Radiol（NY）, 47：475-484, 2022（PMID：34731281）

3）Arslan S, et al：Imaging findings of spontaneous intraabdominal hemorrhage：neoplastic and non-neoplastic causes. Abdom Radiol（NY）, 47：1473-1502, 2022（PMID：35230499）

4）Scheinfeld MH, et al：Non-traumatic hemoperitoneum in the ED setting：causes, characteristics, prevalence and sex differences. Abdom Radiol（NY）, 46：441-448, 2021（PMID：32766930）

5）Lucey BC, et al：Spontaneous hemoperitoneum：a bloody mess. Emerg Radiol, 14：65-75, 2007（PMID：17342463）

6）Chaer RA, et al：The Society for Vascular Surgery clinical practice guidelines on the management of visceral aneurysms. J Vasc Surg, 72：3S-39S, 2020（PMID：32201007）

7）Politano AD & Mitchell EL：Pseudoaneurysms and arteriovenous fistulas.「Current Surgical Therapy, 13th Edition」（Cameron AM, ed）, Elsevier, 2020

8）Pasha SF, et al：Splanchnic artery aneurysms. Mayo Clin Proc, 82：472-479, 2007（PMID：17418076）

9）Pillai AK, et al：Segmental arterial mediolysis. Cardiovasc Intervent Radiol, 37：604-612, 2014（PMID：24554198）

10) Horton KM, et al：Median arcuate ligament syndrome：evaluation with CT angiography. Radiographics, 25：1177-1182, 2005（PMID：16160104）

11) Heo S, et al：Clinical impact of collateral circulation in patients with median arcuate ligament syndrome. Diagn Interv Radiol, 24：181-186, 2018（PMID：30091707）

12) Sahu SK, et al：Rupture of Hepatocellular Carcinoma：A Review of Literature. J Clin Exp Hepatol, 9：245-256, 2019（PMID：31024207）

13) Xu X, et al：A Meta-analysis of TAE/TACE Versus Emergency Surgery in the Treatment of Ruptured HCC. Cardiovasc Intervent Radiol, 43：1263-1276, 2020（PMID：32440961）

14) Diaz JR, et al：Spontaneous perirenal hemorrhage：what radiologists need to know. Emerg Radiol, 18：329-334, 2011（PMID：21344245）

15) Kalisz K, et al：Overview of spontaneous intraabdominal tumor hemorrhage：etiologies, imaging findings, and management. Abdom Radiol（NY）, 46：427-440, 2021（PMID：32691111）

参考文献・もっと学びたい人のために

1）Arslan S, et al：Imaging findings of spontaneous intraabdominal hemorrhage：neoplastic and non-neoplastic causes. Abdom Radiol（NY）, 47：1473-1502, 2022（PMID：35230499）
　　↑腫瘍性，非腫瘍に分け，それぞれ画像の特徴についてもまとめた，内因性の腹腔内出血のreviewです．

2）Chaer RA, et al：The Society for Vascular Surgery clinical practice guidelines on the management of visceral aneurysms. J Vasc Surg, 72：3S-39S, 2020（PMID：32201007）
　　↑内臓動脈瘤についての最新のガイドラインで，各内臓動脈瘤の画像評価や治療介入などマネジメントについて述べられています．

Profile

白根翔悟（Shogo Shirane）

東京ベイ浦安市川医療センター 救急集中治療科（救急外来部門）/
IVR科
ER型の救急外来で働きながら，週2日＋緊急症例でIVRの修練をしています．
救急では重症患者さんを蘇生，診断する魅力，IVRではその患者さんに対して決定的な治療をできるという魅力があります．
科としても親和性が高く，双方を勉強するなかで互いをより深めながら学習ができ，診療の幅，視点が広がってきているように感じます．

【各論】

腹部外傷（肝損傷，脾損傷，腸管・腸間膜損傷）

中澤佳穂子

① 腹部外傷による受傷臓器ごとの腹部外傷のCT所見を知る

② 実質臓器損傷では損傷形態，活動性出血の有無が治療方針を左右する

③ 腹部外傷に対するCTでは造影による出血の評価が必要である

はじめに

　　腹部外傷には鈍的外傷（交通事故や墜落など），鋭的外傷（穿通性外傷，刺創，銃創など）があり治療方針も異なります．鈍的腹部外傷では近年，interventional radiology（IVR），あるいは経過観察のみで保存的に治療する非手術療法（non operative management：NOM）が主流となっており，CTによる損傷の検索と評価が必須です．

　　ここでは大多数を占める鈍的腹部外傷について述べます．

1　外傷CTのまずはここから

1）外傷初期診療ガイドライン（JATEC）に基づいた検査手順と検査法

　　日本の外傷疫学に即した外傷初期診療のガイドラインがJATEC（Japan Advanced Trauma Evaluation and Care）[1] です．JATECでは，Primary surveyで呼吸・循環動態の安定を確認し必要な蘇生を行った後に，Secondary surveyでCTを行うこととしています．造影が必須であり，早期相（約30秒後），後期相（約90秒後）で撮像します．

　　腹部外傷に対するCT検査の適応を以下に示します．

1. FAST (focused assessment with sonography for trauma) 陽性
2. FAST 所見があいまい
3. 腹膜刺激症状など腹部所見の異常
4. 腹部所見が信頼できない状況※
5. 腹部外傷を示唆する受傷機転
6. 腹部単純X線写真の異常所見
7. 近接する部位の外傷

※頭部外傷による意識障害または脊髄損傷の合併, アルコールや薬物の服用がある, 他部位の損傷による疼痛の存在, 高齢者, 乳幼児, 精神疾患患者, 気管挿管後

　上記に該当しなくても, 受傷機転などの適応から全身CT（Pan scan）の1つとして行われる場合もあります.

2) 血管外漏出像 (EV) と仮性動脈瘤 (PsA)

　両者とも活動性出血を示す所見であり, 損傷による血管破断を表します.

　EV（extravasation：血管外漏出像）は持続的に造影剤（＝出血）が血管外に漏出する様子を表し, 早期相から後期相にかけて広がります. PsA（pseudoaneurysm：仮性動脈瘤）は早期相, 後期相の両方で周囲の動脈と同じような濃度を示し, 形状が変わらない（広がらない）という点でEVと区別されます. これは破綻した血管からの造影剤（＝出血）の広がりが周囲の血種や実質によってかろうじてとどまっている状態で, 積極的に治療すべきと考えられています.

　なお, 米国のガイドラインなどではcontrast blush（CB）という用語が用いられています. これは動脈相でみられる実質内の局所的な造影効果の増強を指し, EVやPsA, 外傷による動静脈瘻を示し, 循環動態の破綻や遅発性の出血のリスク因子とされています.

3) FACT

　外傷初期診療は時間との勝負であり, CTの読影では下記のように緊急性の高い順に3段階で読影する方法が提唱され[1], 特に迅速に行う第1段階はFACT（focused assessment with CT for Trauma）といわれています.

〈外傷診療における3段階のCT読影手順〉
・第1段階（FACT）：直ちに緊急処置を要する損傷の検索（3分以内に行う）
・第2段階：血腫, 血管外漏出像や仮性動脈瘤など小さな損傷や損傷形態の評価
・第3段階：先入観なしに再読影し見落としを防ぐ

4) ハイブリッドERシステム (HERS)

　2009年に全身CTで重症外傷の死亡率が改善したと報告されたこともあり[2], 外傷初期診療ではCTの意義が年々増しています. しかしかつて「死のトンネル」といわれたように, 撮影にかかる時間のロスと移動のリスクが課題でした.

2011年，大阪急性期・総合医療センターで開発されたHybrid ER system（HERS）は，初期診療の寝台でそのままCT，血管造影まで行えます．時間のロスも移動のリスクもなく，予後が改善したという報告もあり，近年注目されています[3]．

2 外傷のCT診断ここがポイント

1）肝損傷

肝臓は腹部最大の臓器であり最も損傷を受けやすい腹部臓器です．**受傷後急性期に評価するべきは損傷形態と活動性出血の有無です．**

❶ 肝損傷分類（図1）

肝被膜下血種（I型）は肝被膜が保たれ通常腹腔内出血は伴いません．Ⅱ型，Ⅲ型は裂創の深さで分類され，Ⅲ型ではGlisson鞘の損傷を伴い多くはIVRまたは開腹手術による止血が必要となります．

❷ 画像所見（図2）

肝損傷は単純CTでは実質が不連続で限局性した淡い低吸収域として描出され，造影CTではより境界が明瞭になります．Ⅱ型，Ⅲ型では周囲に高濃度に描出される血性腹水を伴い，損傷形態で分類されます．活動性出血はEVあるいはPsAの形態で描出されます．

I型	被膜下損傷 subcapsular injury
	a. 被膜下血腫 subcapsular hematoma
	b. 実質内血腫 intraparenchymal hematoma
Ⅱ型	表在性損傷 superficial injury
Ⅲ型	深在性損傷 deep injury
	a. 単純深在性損傷 simple deep injury
	b. 複雑深在性損傷 complex deep injury

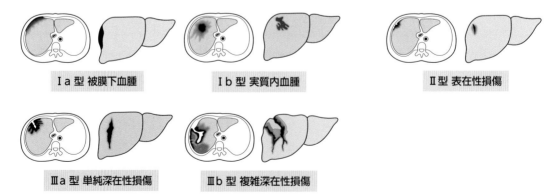

Ia型 被膜下血腫　　　Ib型 実質内血腫　　　Ⅱ型 表在性損傷

Ⅲa型 単純深在性損傷　　　Ⅲb型 複雑深在性損傷

図1 肝損傷分類2008（日本外傷学会分類）

日本外傷学会臓器損傷分類委員会：肝損傷分類2008（日本外傷学会）．日外傷会誌　2008；22：262．より引用．

2）脾損傷

　　脾臓は肝臓の次に損傷を受けやすい腹部臓器です．交通事故や高所墜落などによる高リスク受傷機転のほか，スポーツや転倒による腹部打撲などでも損傷します．**受傷後3〜7日に再出血する遅発性脾出血**が知られており，Ⅲ型では受傷後72時間で再度造影CTを施行し，PsAを検索します．

❶ 脾損傷分類（図3）

　　被膜が保たれたものはⅠ型，損傷したものはⅡ型（表在性），Ⅲ型（深在性）です．損傷が複雑，脾門部に及ぶ，粉砕したものをⅢb型とします．

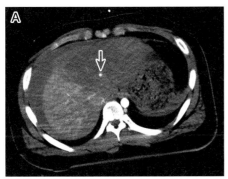
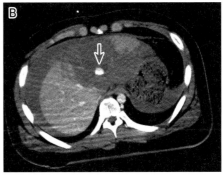

図2　肝損傷Ⅲb（20歳代女性 高所墜落）
造影CT横断像 A）早期相，B）後期相．
肝実質内に低吸収域を認め，その境界は後期相で明瞭になっている．早期相でextravasation
を認め，後期相ではそれが拡大しており，活動性出血を示唆している（➡）．

Ⅰ型	被膜下損傷 subcapsular injury
	a. 被膜下血腫 subcapsular hematoma
	b. 実質内血腫 intraparenchymal hematoma
Ⅱ型	表在性損傷 superficial injury
Ⅲ型	深在性損傷 deep injury
	a. 単純深在性損傷 simple deep injury
	b. 複雑深在性損傷 complex deep injury

Ⅰa型　Ⅰb型
被膜下血腫　断面　　実質内血腫　断面

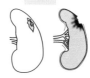

Ⅱ型
表在性損傷　断面

Ⅲa型　Ⅲb型
単純深在性損傷　断面　　複雑深在性損傷　断面

図3　脾損傷分類2008（日本外傷学会分類）
日本外傷学会臓器損傷分類委員会：脾損傷分類
2008（日本外傷学会）．日外傷会誌　2008；22：
263. より引用．

❷ 画像所見（図4, 5）

　単純CTでは実質の不連続や周囲の高濃度の血性腹水，造影CTでは実質の不均一な濃染像や断裂像（avascular area）として描出されます．

　なお，造影早期相では脾実質が不均一に濃染され損傷との区別が難しいため，**損傷の有無や範囲は後期相で判断**します．脾の分葉，裂溝，副脾が脾実質の断裂像と紛らわしいことがあるので，周囲の血性腹水の有無などで判断します．

3）腸管・腸間膜損傷

　鈍的外傷では腸管損傷は比較的稀です．診断は難しく，受傷直後のCTでは12％に所見がないという報告もあります．8時間以上の診断の遅れは予後が悪化するため，くり返し腹部診察を行い，慎重かつ詳細な経過観察が必須です．

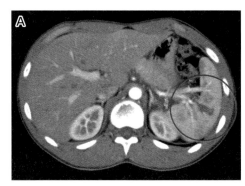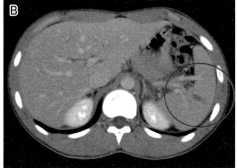

図4　脾損傷Ⅰb（30歳代男性　交通外傷）
造影CT横断像 A）早期相，B）後期相.
早期相では不均一に造影されるため判別しづらいが，後期相では実質が均一に造影されるため損傷部位が明瞭となる（○）.

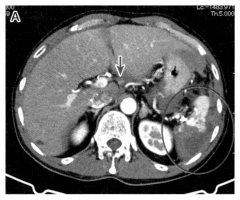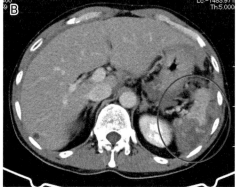

図5　脾損傷Ⅲb（50歳代男性　飲酒後転倒）
造影CT横断像 A）早期相，B）後期相.
脾門部に達する実質の不連続を認める．後期相で実質損傷の形態が明瞭になる（○）.
早期相で，損傷部に近接した実質の局所的な造影効果増強（contrast blush）を認める（→）.

　　鈍的腸間膜損傷も稀です．治療の対象になるのは活動性出血がある場合，腸管損傷や腸管虚血を合併する場合です．

❶ 消化管損傷分類（図6），間膜損傷分類（図7）

　　消化管損傷のうち多くは穿孔を伴わない非全層性損傷（I型）で，開腹手術の際に視診で診断されます．

　　間膜損傷で血管損傷を伴わないものはI型，血管損傷を伴うものはII型とし，さらに被膜の破綻による遊離腹腔内出血の有無で分類します．IIb型のように広範な損傷の場合，腸管虚血合併を念頭に置く必要があります．

❷ 画像所見（図8）

　　小腸損傷を示唆する画像所見は，腹腔内遊離ガス，腸管近傍のbubble，腸管壁肥厚（＞4〜5 mm），実質臓器損傷を伴わない腹水，などがあります．外傷に特異的な所見ではなく，前述したようにCTで所見がない場合もあるため，**あくまで身体所見と合わせて診断することが重要**です．

　　腸間膜損傷は腸間膜内の高濃度の血種や血管外漏出像として認識され，MPRでより詳細に診断することができます．活動性出血がある場合には開腹手術やIVRによる止血が必要

I型	非全層性損傷 non-transmural injury
a.	漿膜・漿膜筋層裂傷 serosal or seromuscular tear
b.	壁内血腫 intramural hematoma
II型	全層性損傷 transmural injury
a.	穿孔 perforation
b.	離断 transection

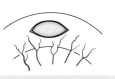
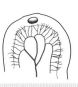

Ia型 漿膜・漿膜筋層裂傷　　**Ib型 壁内血腫**

IIa型 穿孔　　**IIb型 離断**

図6 消化管損傷2008（日本外傷学会分類）
日本外傷学会臓器損傷分類委員会：消化管損傷分類2008（日本外傷学会）．日外傷会誌　2008；22：266．より引用．

I型	非血管損傷 non-vascular injury
II型	血管損傷 vascular injury
a.	間膜内血腫 intramesenteric hematoma
b.	遊離腹腔内出血 extramesenteric bleeding

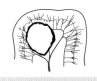

IIa型 間膜内血腫　　**IIb型 遊離腹腔内出血**

図7 間膜・小網・大網損傷分類2008（日本外傷学会分類）
日本外傷学会臓器損傷分類委員会：間膜・小網・大網損傷分類2008（日本外傷学会）．日外傷会誌　2008；22：267．より引用．

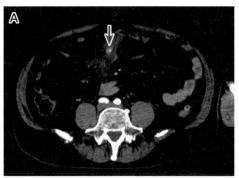
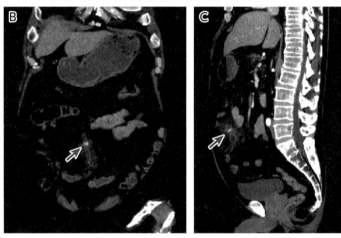

図8　腸間膜損傷Ⅱb（50歳代男性 交通外傷）

腹部造影CT像 A）早期相，B）後期相（冠状断），C）後期相（矢状断）．
腸間膜に淡い楔状の高吸収域を認め，内部にEVを認める（→）．

です．腸管損傷や腸管虚血の合併は手術適応です．保存的にみる場合にはこれらを念頭に，
くり返し腹部診察を行い，詳細かつ慎重な経過観察が必須です．

3 この所見を認めたら，次の一手

呼吸・循環動態の安定している腹部外傷では，活動性出血を認めた場合IVRや開腹手術
による止血が必要です．直ちに上級医へ報告し，呼吸・循環動態を再評価し，術前検査を
行い，外科や放射線科へのコンサルトを進めましょう．

おわりに

徒歩で救急外来を受診するような腹部外傷では，研修医が最初にCTで活動性出血など
の所見をみつけることもあるかもしれません．そのときの参考になれば幸いです．

引用文献

1 ）「改訂第6版 外傷初期診療ガイドライン JATEC」（日本外傷学会, 日本救急医学会／監, 日本外傷学会外傷初期診療ガイドライン改訂第6版編集委員会／編）, へるす出版, 2021

2 ）Huber-Wagner S, et al：Effect of whole-body CT during trauma resuscitation on survival：a retrospective, multicentre study. Lancet, 373：1455-1461, 2009（PMID：19321199）

3 ）Kinoshita T, et al：The Survival Benefit of a Novel Trauma Workflow that Includes Immediate Whole-body Computed Tomography, Surgery, and Interventional Radiology, All in One Trauma Resuscitation Room：A Retrospective Historical Control Study. Ann Surg, 269：370-376, 2019（PMID：28953551）

4 ）「改訂第2版 外傷専門診療ガイドライン JETEC」（日本外傷学会／監, 日本外傷学会外傷専門診療ガイドライン改訂第2版編集委員会／編）, へるす出版, 2018

5 ）「画像診断別冊 KEY BOOK シリーズ すぐ役立つ救急のCT・MRI 改訂第2版」（井田正博, 高木 亮, 藤田安彦／編著）, Gakken メディカル出版事業部, 2018

参考文献・もっと学びたい人のために

1 ）Western Trauma Association. Western Trauma Association Algorithms
https://www.westerntrauma.org/western-trauma-association-algorithms/

2 ）Eastern Association for Surgery of Trauma. Trauma Practice Management Guidelines
https://www.east.org/education-career-development/practice-management-guidelines/category/trauma
　↑どちらもメジャーな外傷診療のガイドラインです. 受傷機転および損傷臓器別のマネジメントについて広く言及されており大変参考になります.

Profile

中澤佳穂子（Kahoko Nakazawa）

東京北医療センター 救急科
救急専門医, 外科専門医
東京の二次医療圏のうち人口密度No.1の区西北部に位置する当院救急科では, 高齢者の内因性疾患から小児の頭部打撲まで幅広い症例を経験することができます. いつでも見学にいらしてください.

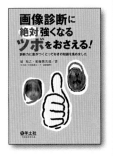

【各論】
腹部大動脈瘤破裂

古畑 謙

① 最も急を要する腹部救急疾患である

② いかに早く診断→治療にもち込めるかが救命の鍵

③ 残念ながらAiCTで診断がつくことも少なくない

はじめに

　大動脈瘤は例えるならば少しずつ膨らむ風船ですので，放っておくといつか破裂します．壁にかかる力はその半径に比例するからです（ラプラスの法則）．腹部大動脈瘤破裂は超緊急事態で，死亡率は90％を超えます[1]．破裂のしかたにもよりますが，frank ruptureのように派手に破裂すれば病院にたどり着けず院外心停止となるでしょうし，破裂部分が針穴程度で出血が後腹膜腔にとどまったり，運よく隣接臓器で破裂部分に一時的な蓋がなされているclosed/contained/sealed ruptureの場合，なんとか病院にたどりつけるかもしれません（表）．また用語として紛らわしいですが，切迫破裂（impending rupture）は近い将来の破裂を示唆しており，こちらも当然適切な対応を求められます．代表的な大動脈緊急

表　腹部大動脈瘤破裂のCTにおける主な呼称

frank/blowout rupture	文字通り，派手に破れて腹腔内にも大量に出血する．病着前心停止となりうる
closed/contained/sealed rupture	破裂は限局的で，主に後腹膜腔にとどまっている．frank ruptureへの移行は致死的である
impending rupture	破裂寸前の状態．CT上，血管外漏出は認めない．この時点での治療介入は救命率を上げる

疾患には大動脈解離や胸部大動脈瘤破裂などもあがりますが，誌面に限りがありますので本稿は腹部の瘤破裂／切迫破裂に的を絞ってみていくことにしましょう．

1 CTまずはここから

　一般的に腹部大動脈の正常径は20 mm前後であり，1.5倍に拡張した30 mm以上が瘤と定義されます[2]．ただし実際の臨床現場では30 mm程度では，「ちょっと拡大しているな」という感じでほぼスルーされてしまっていると思います．大動脈瘤自体は基本的には無症状であるため，定期健康診断の腹部超音波検査やほかの目的で撮影したCTで偶発的に発見されるケースがほとんどです．ここで発見された大動脈瘤はそのサイズに合わせて，フォローが開始されます．瘤径が大きければ大きいほど破裂の可能性が高まるため，早めの外科的な介入が検討されます．少し古いデータではありますが，40 mmに満たない瘤は6年以内の破裂率はわずか1％，40〜50 mmの瘤は年間1〜3％程度と破裂率は低いです．しかし50 mmを超えると破裂率はグッと上がり，50〜70 mmは6〜11％／年となり，70 mm超の瘤の破裂率は20％／年とされます[3, 4]．こうしたことを踏まえ，本邦では体格も考慮して，CT上の最大短径が男性50〜55 mm，女性は45〜50 mmで侵襲的治療の対象となります．最大短径は図1に示すように，瘤の短径を測定します．長径を測定すると瘤の過大評価となります．より正確に測定する方法としてはcenter-line法という，3D-CTにて大動脈の中心線に直交する断面で瘤径を計測する方法もありますが[2]，基本的には最大短径での計測ができれば十分です．実際は瘤のサイズに加え，形状（紡錘状か嚢状か），存在部位や瘤の拡大速度（半年で5 mmの拡大は危険水域），年齢やADLを加味して，開腹人工血管置換術か血管内ステントグラフト手術（endovascular aortic repair：EVAR）が選択されます．なお，大動脈瘤のリスク因子は，年齢，男性，喫煙歴，大動脈瘤の家族歴，高血圧，高脂血症です．50歳以上の人口の1％に腹部大動脈瘤が存在するとされます．

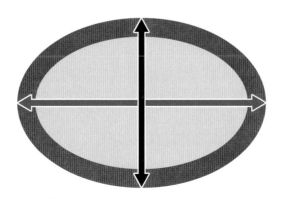

図1 動脈径の測定法
　◀▶が最大短径，瘤径の標準的な測定法．
　◀▶は最大長径であり，瘤の過大評価を招く．

☑ CT診断ここがポイント

1）単純CTおよびダイナミック造影CTにおける腹部大動脈瘤破裂の画像所見

　　古典的には① 急激発症の腹痛／腰部痛，② 腹部の拍動性腫瘤，③ 血圧低下（ショック）が腹部大動脈瘤破裂の三徴といわれていますがすべてがそろうのは25〜50％程度です[5]．

　　腹部大動脈瘤がすでにわかっていれば上記徴候に加えて超音波検査での腹水貯留あるいは腹部CTでの瘤周囲への血液漏出像で確定診断となります．しかし実際には大半の症例において大動脈瘤の存在は未知であるので，疑う場合はすみやかに画像診断をする必要があります．腎機能やアレルギーの有無から造影を躊躇してしまいがちですが，血液ガス分析装置や簡易Cre測定器を用いたり既往歴を確認するなど情報収集に努め，可能な限り造影したほうが望ましいです．

❶ closed rupture，frank ruptureの画像所見

　　腹部大動脈は後腹膜腔に存在する臓器であり，また側壁から背側壁が破裂の好発部位であるため，破裂するとまずは後腹膜腔に血液が漏出します．後腹膜腔でとどまっている状況ではclosed ruptureとよばれます（図2，3）．この状態でとどまると心停止に至らずに血圧低下や循環血液量減少性ショックでもちこたえることができるかもしれません．ただ血管の亀裂が大きかったり，漏出血液量が多くて後腹膜腔の内圧が高まると後腹膜は破綻し，血液は腹腔内にも流出します．また瘤の腹側壁が破裂すると高率に腹腔内に血液は流出します．こうなると血管外への血液の流出はとどまるところなく，容易にショック状態から心停止に陥ります．機序的にclosed ruptureの延長線上にfrank rupture（図4）があるとも考えられますので，一刻の猶予なく外科的介入を急がねばいけません．介入までのつなぎとして大動脈閉塞バルーン〔IABO（intra-aortic balloon occlusion）／REBOA（resuscita-

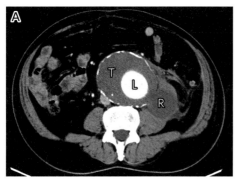

図2 closed rupture（60歳代男性）
A）造影CT横断像，B）造影CT冠状断像.
瘤と左腸腰筋の間の後腹膜腔に血液が漏出している.
R：retroperitoneal hematoma（後腹膜血腫），L：aneurysm lumen（瘤内腔）
T：mural thrombus（壁在血栓）

tive endovascular balloon occlusion of the aorta）〕を使用するのも1つの手ではありますが，その有効性は確立されていません．循環の破綻している状況ではCT検査のための移動はまさに「死のトンネル」となりかねず，撮影が困難となることもしばしばあります．

❷ 腹部大動脈瘤破裂の経過

　　破裂の程度や瘤の形状によって多様な経過となるので，腹痛を訴えてwalk-inで来院することもあれば，まさに図5の症例のようにCPAでの搬送となることもあります．図5は初回撮影時60歳代後半の女性で，動脈径はわずかに24 mmでした．その後時が経ち，10年後には55 mmとなっていました．EVARのよい適応であり，手術療法を提示しましたが，すでに他疾患にてfrailであり，精神疾患も抱えており，手術には同意いただけませんでした．初診から換算して11年後にCPAで救急搬送され，Ai（Autopsy-imaging）CTにて腹部大動脈瘤破裂の診断となりました．典型的なfrank ruptureであり，広い範囲の腹腔内に血液が漏れ出ており，瘤自体は破裂した風船のごとくペシャンコになってしまっています．

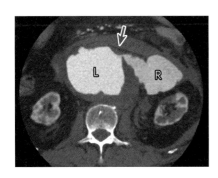

図3 closed rupture（70歳代男性）
造影CT横断像．
図2と同じくclosed rupture漏出部位は後腹膜腔，左腎腹側で限局している．
破裂部位（→）を介して血液が漏れ出ている．
R：retroperitoneal hematoma（後腹膜血腫）
L：aneurysm lumen（瘤内腔）

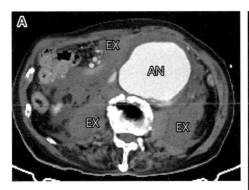
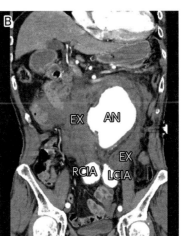

図4 frank rupture（70歳代女性）
A）造影CT横断像，B）造影CT冠状断像．
腹腔内にも大量に血液が漏出しており，小腸は右腹側に圧排されている．
AN：瘤本体，EX：血液漏出像
R/L CIA：瘤化が及んでいる左右の総腸骨動脈

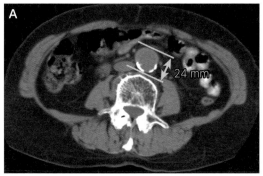

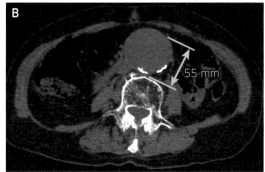

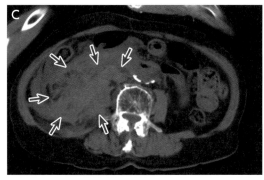

図5　瘤化し破裂に至った症例

ほぼ同じ高さでのスライスの単純CT.
A）60歳代後半女性．初回撮影時の血管径は24mm
　　で正常範囲内.
B）A＋10年後，最大短径は55mm.
C）A＋11年後，CPA来院時のAiCT．石灰化してい
　　る壁は確認できるが，血管内にほぼ血液は残っ
　　ていない．➡️で囲んであるように多量の血液が
　　漏出している.

2）切迫破裂の所見

　　切迫破裂とはCT画像上，瘤破裂はしていないものの，腹痛や腰痛などの症状を伴って
いる状態をいいます．破裂する寸前という解釈でよいです．混乱を招きやすいのですが，
「切迫」とはあくまで血管外漏出を認めないものをいうので，わずかであっても血管外漏出
像を伴っているものは「切迫破裂」ではなく，瘤破裂として対処しなければなりません.
　　切迫破裂のCT所見として，**単純CTでのhyper-attenuating crescent sign**があげら
れます（**図6A，B**）．これは既存の壁在血栓と血管壁のあいだに新たに血腫形成がなされる
ことによる高吸収域のことをいい（多くの場合，**図6B**のように三日月状に見える），この
部分の血管壁は脆弱化することが知られているので，今後近い将来の血管壁の全層の破綻，
つまり破裂の兆候をあらわしているといえます．また**CT上の瘤径の急速な拡大（＞1cm/
年）や瘤壁の局所的な変形（aortic bleb，図6C）**も切迫破裂のサインとされます.
　　切迫破裂がいつ本当に破裂するのかは神のみぞ知るということになります．降圧と除痛
などストレスの軽減を図りつつ，破裂に移行する前にすみやかな外科的な介入が必要です.

3）特殊な大動脈瘤など

　　IgG4関連疾患を病因として発症する炎症性瘤や，感染を契機とした感染性瘤などの特殊
な大動脈瘤もあります．特に**感染性瘤は破裂のリスクが高いため，感染のソースコントロー
ルも含め早めの介入が必要**です（**図7**）．さらには稀なケースではありますが，瘤がIVCや
腸管に穿孔することがあります．IVCに穿孔すると高心拍出性心不全や下腿浮腫を伴った

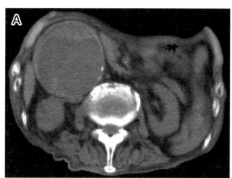
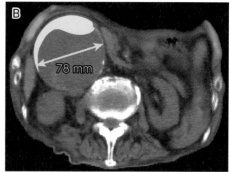

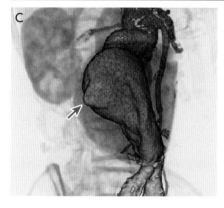

図6 切迫破裂（80歳代男性）

腹痛を訴えてwalk-inで来院．
A，B）単純CT横断像．hyperattenuating cres-
cent signを認める（▢）．
C）造影3D-CTにて，➡の先端にaortic blebが
みられる．

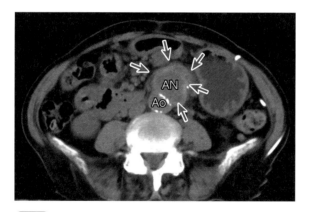

図7 感染性瘤（50歳代男性）

単純CT横断像．高熱を伴う腹痛で来院．採血で高度の炎症
反応がみられた．単純CTでいびつな形の瘤（AN）を認め，
炎症は血管周囲に波及し脂肪織混濁を起こしている．
Ao：大動脈，AN：瘤化部分

り，腸管に穿孔すると消化管出血（下血）をきたしたりします．いずれにせよ救命率は低
いです．

■ おわりに

　腹部大動脈瘤破裂のCT画像がさまざまなパターンに富んでいること，「待ったなし」の病態であることを理解していただけたかと思います．やや専門的な内容となってしまいましたが，興味のある方は引用文献にも目を通してみてください．

■ 引用文献

1）　Kessler V, et al：AAA Revisited：A Comprehensive Review of Risk Factors, Management, and Hallmarks of Pathogenesis. Biomedicines 10,94,2022（PMID：35052774）

2）　「2020年改訂版　大動脈瘤・大動脈解離診療ガイドライン」（日本循環器学会，他／編），2020
https://www.j-circ.or.jp/cms/wp-content/uploads/2020/07/JCS2020_Ogino.pdf

3）　Vu KN, et al：Rupture signs on computed tomography, treatment, and outcome of abdominal aortic aneurysms. Insights Imaging 5：281-293, 2014（PMID：24789068）

4）　Schwartz SA, et al：CT findings of rupture, impending rupture, and contained rupture of abdominal aortic aneurysms. Am J Roentgenol 188(1)W57-62, 2007（PMID：17179328）

5）　Assar AN, et al：Ruptured abdominal aortic aneurysm：a surgical emergency with many clinical presentations. Postgrad Med J 85(1003):268-73, 2009（PMID：19520879）

Profile

古畑　謙（Ken Furuhata）

河北総合病院 救急集中治療科
現東京北医療センターの金井先生の教えの，「地域密着・徹底救急」を心掛けています．救急患者さんは増える一方です．救急により多くの若い先生に飛び込んでほしいです．

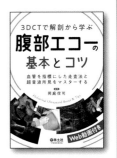

【各論】

上腸間膜動静脈疾患，
非閉塞性腸管虚血

小原隼斗，舩越 拓

① 圧痛所見の乏しい腹痛では上腸間膜動脈閉塞症や上腸間膜動脈解離，上腸間膜静脈血栓症などの血流障害を考慮しよう

② 原因のはっきりしない乳酸高値が持続する際は，非閉塞性腸管虚血も考慮しよう

③ 腹部で上腸間膜動静脈疾患を疑うときにはダイナミック造影CTで動脈相と静脈相を撮影し丁寧な読影をしよう

■ はじめに

　　腹部の救急疾患を考える際に上腸間膜動脈（superior mesenteric artery：SMA），上腸間膜静脈（superior mesenteric vein：SMV）の疾患は積極的に疑って適切な画像を撮像したうえで，その目で画像を読影しなければ診断が難しい病態です．また，非閉塞性腸管虚血（non-occlusive mesenteric ischemia：NOMI），は画像診断でも判断が難しく，患者の状態も併せて判断する必要があります．本稿ではこれらの疾患を想起・診断できるように解説していきます．

1 上腸間膜動静脈疾患のCTまずはここから

1）SMAとSMVの同定

❶ SMAの同定

　　腹部大動脈を頭側から尾側へ追っていった際に，まず最初に腹側に分岐するのが腹腔動脈で，そのすぐ尾側で2番目に腹側に分岐しているのがSMAです（**図1，2**；稀に腹腔動脈と共通起始となっていることもあります）．

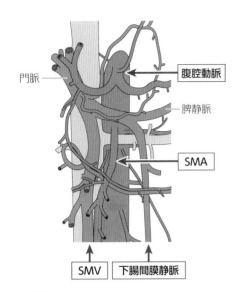

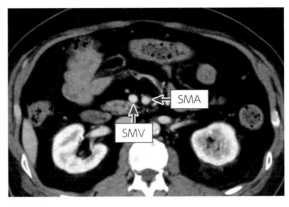

図2 CT（横断像）での SMA と SMV の位置
50歳代男性，下腹部痛．ダイナミック造影 CT 横断像（静脈相）における SMA と SMV の位置関係の例.

図1 SMA と SMV の解剖
文献1を参考に作成.
SMA：上腸間膜動脈，SMV：上腸間膜静脈

❷ SMV の同定

門脈は SMV，下腸間膜静脈，脾静脈などが合流することで形成されます．門脈から尾側方向に向かった際に足側にまっすぐ分岐しているのが SMV です．また，一般的には SMA の右側を併走しています（図1，2）.

2）腸管壊死所見

腸管壊死は動静脈の閉塞や低心拍出，血管収縮薬などで腸管血流が低下することにより引き起こされます．血流の落ちた腸管は時間経過により，**腸管壁の肥厚（うっ血）（図3）→腸管壁の造影不良（虚血）→腸管壁の菲薄化（壊死）**という流れで画像所見として現れます．また，ややCT値の高い腹水や腸管気腫，門脈内ガス（図4）も腸管壊死を支持する所見となります.

3）門脈内ガス（図5）と胆管気腫（図6）の鑑別

門脈内ガス（前述）と鑑別を要する所見に胆管気腫があります．それぞれの特徴を表1にまとめました．胆汁は肝表面から肝門部に向かって流れているため，胆管気腫の方が中央に寄っています．また，病歴や既往歴も大きな判断材料となり得ます.

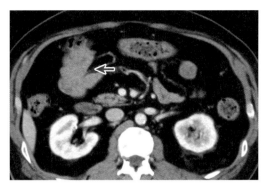

図3 腸管壁の肥厚（50歳代男性 下腹部痛）
ダイナミック造影CT横断像（静脈相）．SMA塞栓
症の症例．腸管壁の肥厚がみられる（→）．

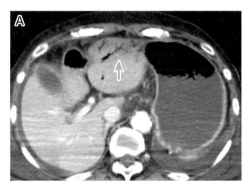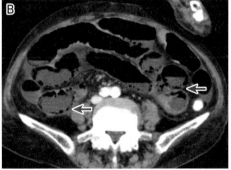

図4 門脈内ガス（A），腸管気腫（B）（70歳代女性 嘔吐）
ダイナミック造影CT横断像（静脈相）．NOMIの症例．Aでは門脈内ガス（⇒），腹水，Bでは腸管気
腫（→），腸管拡張を認める．

表1 胆管気腫と門脈内ガスの鑑別

	門脈内ガス（図5）	胆管気腫（図6）
原因	・腸間膜虚血（約50％） ・胃潰瘍 ・憩室炎 ・敗血症 ・術後 ・特発性（約15％）　など	・胆道・腸管吻合術後 ・Oddi括約筋不全（胆管ステント留置やオピオイド，非医原性など） ・自然胆道腸管瘻（胆石症が多い） ・感染症（稀）（気腫性胆嚢炎，急性胆管炎，肝膿瘍）　など
サイズと形	通常2mm以下で分枝状	2～5mm程度で散在性
位置	肝表面から2cm以内にもみられる	肝表面から2cm以内にみられることは少ない
補助的所見	腸管気腫がみられる	胆嚢内の気腫

文献2を参考に作成．

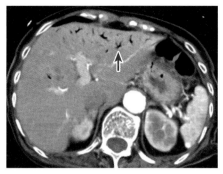

図5 門脈内ガス（80歳代女性　食思不振，右上腹部痛）
ダイナミック造影CT横断像（静脈相）. SMA解離の症例. 門脈内ガスを認める（→）.

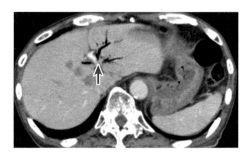

図6 胆管気腫（80歳代男性）
造影CT横断像. 胆管ステント留置中の症例.
胆管気腫を認める（→）.

2 CT診断ここがポイント

1）SMA閉塞症

　　SMA閉塞症はSMA塞栓症（図7）とSMA血栓症（図8）に分けられます. いずれも基本的には突然発症の腹痛を呈します. 両者の鑑別はときに困難なこともありますが，治療戦略が異なるため表2のような**患者背景の違いを含めて推察**するとよいでしょう. 画像は基本的に（○○のために，という理由を明記の上）ダイナミック造影CTで動脈相と静脈相を撮影します.

2）孤立性上腸間膜動脈解離

　　孤立性上腸間膜動脈解離は大動脈解離と同様，腸間膜動脈の血管壁に解離腔を生じる疾患であり，やはり**突然発症で腹部所見に乏しい強い腹痛を呈する**ことが典型的です. 孤立性上腸間膜動脈解離には腹腔動脈解離とSMA解離（図9）が含まれますが，SMA解離の方が頻度が高いです. 罹患年齢の中央値は55歳と比較的若く，男性，高血圧，脂質異常症，喫煙がリスク因子となりますが，糖尿病との関連は乏しいといわれています[3]. 診断としてはこちらもダイナミック造影CTがスタンダードとなります. SMA閉塞症と異なり保存的に加療可能な例が多く，院内死亡率は0.6％程度と予後は比較的良好です[3].

3）SMV血栓症

　　SMV血栓症はいわゆるVirchowの三徴に代表される血栓形成因子をもつ患者に起こる疾患です. 腹部臓器の悪性腫瘍や炎症性腸疾患による血管内皮障害，肝硬変や妊娠などによる静脈血のうっ滞，骨髄増殖性腫瘍，産後などによる血栓形成促進が原因となります. 症状としては急性発症の腹痛，食思不振，下痢などからはじまり，腸管虚血や壊死まで進行している場合には腹膜刺激徴候や発熱もみられます. 症状は非特異的で鑑別は難しいですが，上記のような**血栓素因をもつ患者さんの持続する腹痛では鑑別にあげ**ましょう.

　　診断においては造影CTよりも造影MRIの方がSMV血栓症では感度・特異度ともに高

表2 SMA閉塞症（SMA塞栓症とSMA血栓症）の鑑別

	SMA塞栓症	SMA血栓症
成因	血栓など何からの塞栓物による血管の閉塞．心房細動による血栓が最も多く，その他弁膜症や亜急性心筋梗塞後などによる	もともと動脈硬化などによる重度の血管狭窄を有する患者が，脱水や低心拍出，凝固亢進などに伴い血流が途絶することで起こる
臨床的特徴	① 腹部の圧痛所見に乏しい強い腹痛（腸管壊死に至っていない場合）	
	② 内容物に乏しい腸管拡張 ③ 上記などの血栓素因	② 冠動脈や脳動脈，末梢動脈の閉塞の既往がある ③ 以前から食後の腹痛や食事恐怖，下痢，体重減少など，動脈硬化に伴う慢性腸管虚血症状を経験している

文献3を参考に作成.

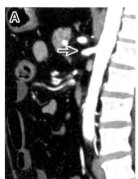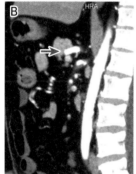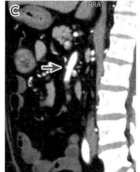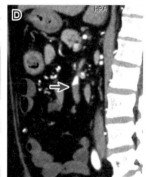

図7 SMA塞栓症（50歳代男性 下腹部痛）
ダイナミック造影CT矢状断像（動脈相）．SMA（➡）を追っていくと途中で造影不良を認める（D）．

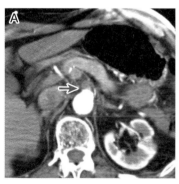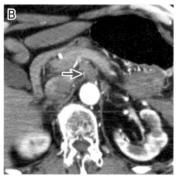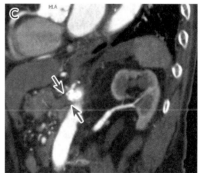

図8 SMA血栓症（80歳代男性 心窩部痛）
ダイナミック造影CT（動脈相） A，B）横断像，C）矢状断像．
SMA起始部より造影不良を認める（➡）．

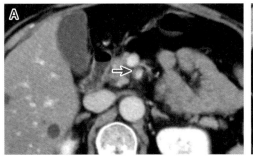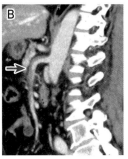

図9 孤立性SMA解離（50歳代女性 上腹部痛）
ダイナミック造影CT（動脈相） A）横断像，B）矢状断像.
SMAに解離腔を認める（➡）.

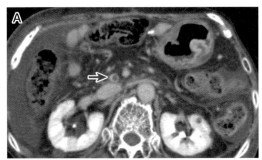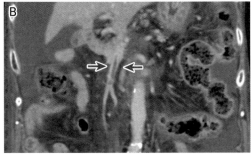

図10 SMV血栓症（80歳代女性 意識障害）
ダイナミック造影CT横断像（静脈相） A）横断像，B）冠状断像.
SMV内腔の造影不良を認める（➡）.

い（ある報告ではいずれも100％とも）ですが，施行のしやすさからは造影CTが選択されます．造影CTの感度は90％程度といわれています．ダイナミック造影CTでは動脈相のほかに必ず静脈相を撮影しましょう（図10）．

4）NOMI

NOMI（非閉塞性腸管虚血）は腸間膜動脈が開存しているにもかかわらず，腸に重度の虚血が生じている場合に起こる低灌流症候群と定義されます．重度の心機能低下，血管収縮薬の使用，循環血漿量の減少などによる腸間膜血管収縮，あるいは腹腔内圧の上昇が原因となります[3]．臨床的には**原因のはっきりしない乳酸値の上昇では一度疑うべき**です．血管閉塞がないことの証明や他疾患の鑑別，腸管壊死の評価のためにダイナミック造影CTは撮像しましょう．NOMIでみられる異常所見としては上述の腸管虚血に準じるため割愛します．なお診断のゴールデンスタンダードは直視下で腸管虚血を確認することになりますが耐術能のない患者に発症することも多く，血管造影における腸間膜動脈の狭窄や攣縮の確認が補助的に用いられます．治療は循環不全や腹腔内圧上昇の根本的な原因を治療することですが，重症な患者に起こる病態でもあり，死亡率は58％との報告もあります[3]．

3 この所見を認めたら，次の一手

　各疾患により治療は異なり，施設間でも対応となる科も多少異なるため具体的な治療はここでは割愛します．まずは，腸管安静としての絶食・補液，疼痛コントロールを行います．また，腸間膜動静脈閉塞症ではヘパリンなどの抗凝固薬の投与，SMA解離では大動脈解離の治療に準じて収縮期血圧100〜120 mmHg，脈拍＜60回/分を目標にβ遮断薬の投与を行います．SMA閉塞症に対する根治治療としては血管内治療にて塞栓子/血栓除去や血管形成，ステント留置が選択肢となります．血管内治療で対応困難な場合や腹膜刺激徴候など腸管壊死所見がみられる場合には，開腹術にて血行再建および壊死腸管の切除が必要となります．

〈投与例〉
1）疼痛コントロール
　・アセトアミノフェン（アセリオ）静注液 50 mg/kgを15分かけて点滴（体重が50 kg以上であれば1,000 mg投与可）
　・（疼痛が強い場合）フェンタニル注射液0.5 mg/10 mL＋生理食塩水 40 mL 2.5〜5 mLを緩徐に静注後，2 mL/時で開始
2）抗凝固薬
　・未分画ヘパリン5,000単位 静脈内投与に続いて持続投与を考慮
　※SMA疾患に対するヘパリンの投与量はコンセンサスがなく，一般的な動脈閉塞での用量としています．
3）β遮断薬
　・ランジオロール（オノアクト®）点滴静注用150 mg/1V＋生理食塩水 50 mL
　心機能正常例：体重×0.2〜0.8 mL/時で開始
　心機能低下例：体重×0.02〜0.1 mL/時で開始

単純CTで腸管虚血がわかる？ Smaller SMV signとは

　単純CTで腸管虚血を示唆する所見としてSmaller SMV signというものが知られています．通常であれば血管径はSMV＞SMAとなっていますが，腸管虚血に陥ると腸間膜静脈還流が減るため，血管径はSMV＜SMA となります[4]．あくまで腸管虚血を示すもので，その原因がSMA疾患なのかNOMIなのか，それ以外なのかは判断できません．また感度70％，特異度99.2％であり，認めれば腸管虚血に陥っている可能性がきわめて高いですが，認めないからといって除外はできないことに注意が必要です．

おわりに

　上腸間膜動静脈疾患は比較的稀な疾患ですが，時間経過に伴い腸管壊死のリスクが高くなるため，緊急性の高い疾患として覚えておく必要があります．「**圧痛所見に乏しい強い腹痛**」が1つのキーワードです．今後腹部の造影CTを撮影した際には，ぜひSMA，SMVもチェックするように心がけてみてください．

引用文献

1）「プロメテウス解剖学 コア アトラス」，（坂井建雄/監訳，市村浩一郎，澤井 直/訳），p219, 医学書院, 2010

2）Sherman SC & Tran H：Pneumobilia：benign or life-threatening. J Emerg Med, 30：147-153, 2006 （PMID：16567248）

3）Björck M, et al：Editor's Choice - Management of the Diseases of Mesenteric Arteries and Veins：Clinical Practice Guidelines of the European Society of Vascular Surgery（ESVS）. Eur J Vasc Endovasc Surg, 53：460-510, 2017（PMID：28359440）

4）Nakano T, et al：Accuracy of the smaller superior mesenteric vein sign for the detection of acute superior mesenteric artery occlusion. Acute Med Surg, 5：129-132, 2018（PMID：29657723）
　　↑Smaller SMV sign についての文献です．世界的にはあまり報告がなく日本の文献になります．

5）大木隆生，他：ヨーロッパ血管外科学会・腸間膜動静脈疾患ガイドライン要旨日本語訳版．日本血管外科学会雑誌, 29：303-318, 2020
　　↑3)の要点となる部分を日本語へ訳したものです．

6）Garrett HE Jr：Options for treatment of spontaneous mesenteric artery dissection. J Vasc Surg, 59：1433-9.e1, 2014（PMID：24655752）

7）Tendler DA, et al：Mesenteric venous thrombosis in adults. In：UpToDate, Post TW（Ed）, Waltham, MA. （Accessed on March 16, 2023.）

8）Tendler DA & Lamont JT：Nonocclusive mesenteric ischemia. In：UpToDate, Post TW（Ed）, Waltham, MA.（Accessed on March 16, 2023.）

Profile

小原隼斗（Hayato Obara）

東京ベイ・浦安市川医療センター 救急集中治療科 後期研修医
筑波大学附属病院での初期研修を終え，2021年度より当院救急・集中治療科に入りました．急性期疾患を中心に「より広く，より深く」をめざして日々研鑽中です．指導熱心な先生方と忙しくも実りある研修を送ることができますので，興味のある方はぜひ一度見学へいらしてください．

舩越　拓（Hiraku Funakoshi）

東京ベイ・浦安市川医療センター 救急集中治療科（救急外来部門）部長，IVR科 部長
国内施設では夜間休日の画像読影を救急医が行わなければならないことが多く適切な画像の撮影と読影は患者マネジメントの鍵を握ります．本稿がその助けになれば嬉しいです．すべての患者，主訴に対応できる救急医に興味のある方はぜひ見学を，あるいはHPから連絡くださいませ．

【各論】

泌尿器科救急，婦人科救急

星野江里，井上快児

① 腹痛で来院する泌尿器科・婦人科系の救急疾患の適切なCT撮像条件を知る

② 泌尿器科・婦人科系の救急疾患のCT読影のコツをきちんと押さえる

③ 専門科にコンサルテーションする際のキーとなるCT所見を知る

はじめに

　　救急外来に来院する腹痛患者には一定の割合で泌尿器科・婦人科系の患者さんが含まれます．初療から各科専門医が診療する場合は比較的少なく，当直研修医がファーストタッチで診察にあたる場合も多いでしょう．病歴聴取や身体所見から鑑別にあがる疾患が，画像診断が必要なのかを検討し，画像診断を行う場合はさらにモダリティを選択する必要があります．そして，CT検査の適応がある場合は，単純CTで診断可能なのか，それとも造影CTが必要となるのか，造影が必要ならば何相で撮像するか（ダイナミック造影CT）を判断する必要が生じます．必要な撮像を行っていないと診断がつかない場合や読影の難易度が上がる場合もありますので，根拠をもった判断が必要となります．

1　CTまずはここから

　　今回解説する泌尿器科・婦人科疾患のなかで，単純CTで診断可能な疾患は尿管結石や成熟囊胞性奇形腫です．造影が必要となる疾患は，腎感染症，腎梗塞，卵巣出血（活動性出血の有無），卵巣腫瘍捻転（腫瘍の虚血の判断）です．なかでもダイナミック造影CTを要するのは卵巣出血の活動性出血の有無の判断です．

2 CT診断ここがポイント

1）尿管結石

尿管結石は，単純CTで尿管内に強い高吸収を示す結石を同定することで診断できます．そのため，**尿管の正常な走行部位を知っておくことが重要**です．結石による尿路の通過障害が生じた場合は，尿管拡張，腎周囲腔の索状影，腎盂腎杯拡張，腎腫大などの水腎症の所見を伴います．感度と特異度は**表1**の通りです[1]．治療方針の決定には位置と大きさが重要で，位置に関しては**図1**を確認してください．『尿路結石症診療ガイドライン2013年度版』[2] によると，長径10 mm以下の尿管結石の約2/3は，症状発現後4週以内に自然排石されます．それ以上の大きさの場合は自然排石が難しくなり，ESWL（extracorporeal shock wave lithotripsy：体外衝撃波砕石術）などの積極的な結石除去治療が必要になります．尿管結石はしばしば骨盤内の静脈石との鑑別が問題になりますが，静脈石は静脈内血栓が部分的に石灰化したものであり，病的意義はきわめて低くなりますので，尿管のきちんとした確認と，血管の走行の区別をすることが非常に重要となります（**図2**）．

表1 尿路結石の二次所見に対するCTの感度・特異度[1]

2次所見	感度（%）	特異度（%）
尿管拡張	90	93
腎周囲腔の索状影	82	93
腎盂腎杯の拡張	83	94
腎腫大	71	89

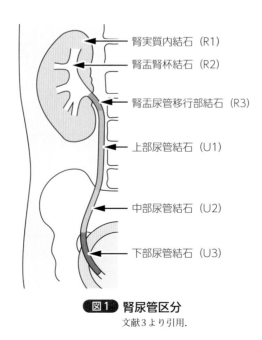

腎実質内結石（R1）
腎盂腎杯結石（R2）
腎盂尿管移行部結石（R3）
上部尿管結石（U1）
中部尿管結石（U2）
下部尿管結石（U3）

図1 腎尿管区分
文献3より引用．

2）腎感染症

　　腎感染症は，急性腎盂腎炎→急性巣状細菌性腎炎（acute focal bacterial nephritis：AFBN）→腎膿瘍と進行します．そのため，それぞれの所見が混在することがあります．腎盂腎炎とAFBNの単純CT所見は，腎周囲脂肪織の濃度上昇や腎周囲筋膜肥厚などが認められますが，水腎症や健常な高齢者でもみられる場合があり非特異的です．**造影CTでは，いずれも腎実質の楔状や区域性の造影不良域が診断のキー所見となります**[4]．ただし腎盂腎炎とAFBNを画像で区別する必要性はさまざまな意見があります．例えば，ダイナミック造影CTを撮像し早期相で腎実質の造影不良域を認めたら，その造影不良域が平衡相で周囲腎実質と同程度の造影効果を示す場合を腎盂腎炎とし，平衡相でも造影不良域が残存するものをAFBNとする考えや（表2）[5]，平衡相まで造影不良域がある場合も腎盂腎炎とする考えもあります．また，腎盂腎炎とAFBNはどちらも抗菌薬で加療を開始するため治療方針が変わらないこと，また遅延相のみの撮像が多いことから区別しなくてもよいという考えもあります（図3A）[6]．腎膿瘍は，単純CTで水よりわずかに高吸収を示す低吸収域として描出され，造影効果はありません．**腎膿瘍ではドレナージが必要な場合もあるため，腎盂腎炎やAFBNと区別することは重要**です（図3B）．腎盂腎炎やAFBNでは腎梗塞（次項参照）が，腎膿瘍では嚢胞が鑑別にあがります．尿の通過障害が原因となってい

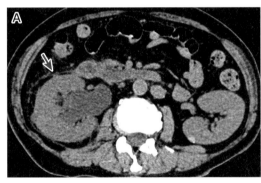
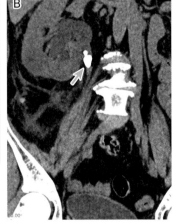

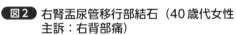

図2　右腎盂尿管移行部結石（40歳代女性　主訴：右背部痛）

A）単純CT横断像：右腎盂は拡張し，右腎は対側腎と比較し腫大している．腎周囲筋膜の肥厚と腎周囲腔の索状影（➡）を認める．

B）単純CT冠状断像：右腎盂尿管移行部（R3）に長径12 mmと4 mmの結石を認める（➡）．

表2　腎感染症の画像所見についての1つの意見

	単純CT	ダイナミック造影CT（早期相）	ダイナミック造影CT（平衡相）
腎盂腎炎	腎腫大 腎周囲脂肪織の濃度上昇	造影不良域**あり**	造影不良域なし
AFBN		造影不良域**あり**	造影不良域**あり**
腎膿瘍		造影効果なし	造影効果なし

AFBN：急性巣状細菌性腎炎（acute focal bacterial nephritis）

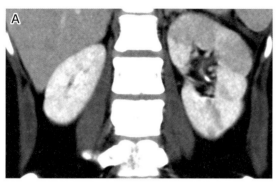
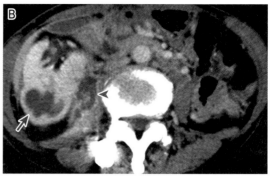

図3　腎感染症のCT所見

A）20歳代 女性．主訴：発熱．造影CT冠状断像（平衡相）：左腎上〜下極に正常腎実質よりも造影効果の乏しい複数の区域が存在し，急性巣状細菌性腎炎（acute focal bacterial nephritis：AFBN）の所見である．

B）70歳代 女性．主訴：発熱．造影CT横断像（平衡相）：右腎中極背側に造影効果のない低吸収領域があり（➡），腎膿瘍の所見である．右大腰筋にも膿瘍形成が認められる（➤）．

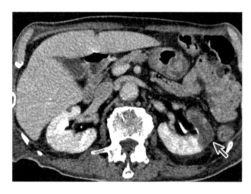

図4　腎梗塞（70歳代男性 主訴：突然の左側腹部痛 既往：心房細動）

造影CT横断像（平衡相）：左腎中極外側に区域性の造影不良域をがあり，腎表面に沿って線状の造影効果を認める（➡：cortical rim sign）．主訴や既往を考慮し，腎梗塞と診断した．

る場合もあるため，尿管結石や尿管腫瘍などの原因検索も必要です．

3）腎梗塞

　　腎梗塞は腎動脈主幹部や腎内動脈が閉塞することにより腎実質に壊死をきたす疾患です．心房細動などの心血管疾患や，血管炎，血管造影カテーテル検査や血管手術などの術後に突然の側腹部痛を主訴に発症することが多いとされます．画像診断では，造影CTでの造影不良域の同定が重要であり，cortical rim sign が特徴的とされます[7]．cortical rim sign とは，梗塞部の被膜下皮質の帯状の造影効果の残存です．腎臓は側副血行路（腎被膜動脈など）が発達しているため，腎梗塞部の被膜下皮質の造影効果が保たれるとされます．ただし，cortical rim sign は発症から8時間以上経過しないと出現せず，さらに約50％の症例では認められないことがあります．cortical rim sign が不明瞭な場合はAFBNと所見が酷似するため，画像のみでの腎梗塞の診断はきわめて困難です．初診時に，主訴の側腹部痛から尿路結石のみを鑑別にあげると，単純CTのみの撮像となり診断が困難になります．そのため，診察の際に既往歴や臨床情報を聴取し，腎梗塞を鑑別にあげ，造影CTを撮像することが重要となります．治療は，抗凝固薬の全身投与や血栓除去術が考慮されます（図4）．

4）卵巣出血

　疾患の解説の前に婦人科臓器のCTでの見え方を解説します．閉経前と閉経後で子宮と卵巣の見え方は異なります．閉経前の場合，子宮は10 cm程度の大きさで，卵巣は子宮の両側に位置する嚢胞様構造を目印に同定できることが多いです．この嚢胞様構造は機能性嚢胞といいます．卵胞や黄体などが形成される際の貯留嚢胞とされ，正常上限は5 cm程度です．閉経後の場合は，子宮も卵巣も萎縮します．特に卵巣は排卵がなくなり機能性嚢胞が消失することから同定が困難になります．正常卵管は閉経前後のどちらも同定困難です．

　卵巣出血は排卵に伴う出血や，出血性黄体嚢胞破裂が腹腔内に出血をきたした状態です．**単純CTでは血性腹水や骨盤底の血腫の同定が重要です**．CT値が30 HU以上の腹水は血性腹水を，45 HU以上の軟部腫瘤構造は血腫の可能性を考える必要があるため，腹水や骨盤内の異常構造を認めた場合はCT値を計測する癖をつけるとよいでしょう．また，血性腹水は背側がやや高吸収になる傾向があり，新鮮な血腫は骨格筋よりも高吸収を示すので，目視でも同定可能です．血腫は出血源の周囲に分布することが多く，sentinel clot signと呼ばれます[8]．造影CTでは，早期相と平衡相を撮像して活動性出血の有無を診断します．ダイナミック造影CTの早期相で強い造影効果域が認められ，平衡相で体腔内に造影効果域が拡大したら，活動性出血がある証拠です．これを血管外漏出像（extravasation）といいます．この知識は，憩室出血などのほかの出血性疾患にも応用可能です．出血を疑ったら単純CTを撮像したうえで，ダイナミック造影CTで2相の撮像をしましょう（表3）．出血源がわかれば治療の大きな参考になります．卵巣出血は基本的には保存的治療で自然止血しますが，高度貧血をきたした場合は手術となることもあります．鑑別疾患としては，子宮外妊娠の破裂があげられますが，画像での鑑別は困難な場合もあるため妊娠反応検査が必須です（図5）．

5）卵巣腫瘍と茎捻転

　卵巣腫瘍にはたくさんの種類がありますが，単純CTで診断できる腫瘍として成熟嚢胞性奇形腫があります．単純CTで特徴的な脂肪組織や石灰化を認めれば診断可能となります．茎捻転は正常卵巣でも起こりますが，腫瘍では周囲と癒着の少ない成熟嚢胞性奇形腫

表3 活動性出血と仮性動脈瘤の画像所見

	単純CT	ダイナミック造影CT（早期相）	ダイナミック造影CT（平衡相）
活動性出血	血腫が骨格筋より高吸収を示す	強い造影効果域が出現	造影効果域が拡大（extravasation）
仮性動脈瘤	指摘困難		造影効果域が拡大しない

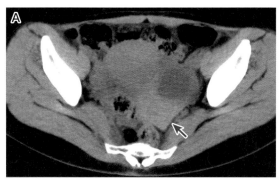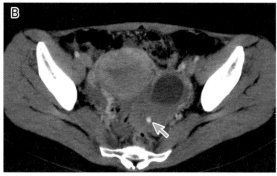

図5 左卵巣内血腫（30歳代女性 主訴：下腹部痛）

A）単純CT横断像：左卵巣に機能性嚢胞を疑う構造を認める．周囲にCT値51 HU程度の領域があり，血腫の所見である（→：sentinel clot sign）．

B）造影CT横断像（平衡相）：血腫の内部に点状の造影効果が出現している（→）．この症例では早期相の撮像がないため，造影効果の広がりの有無が評価できず，活動性出血か仮性動脈瘤かは判断がつかなかった．

の頻度が高いとされます．卵巣茎捻転の画像所見ですが，閉経前後では通常は同定されない卵管や広間膜が，静脈鬱滞により浮腫が生じ腫脹することにより腫瘤様に同定されることがあります．この"子宮と卵巣の間の軟部濃度腫瘤"が卵巣捻転に特徴的な所見として有名です[9]．この軟部濃度腫瘤はしばしば冠状断像や矢状断像で確認すると"捻じれた管状構造"を示すので，横断像のみではなく矢状断や冠状断でも読影すると診断に近づくことが可能です．注意点としては，婦人科臓器の近傍には腸管があることも多く，これを捻転した卵管などの付属器と誤認しないことです．子宮は捻転した卵巣の方向に牽引されるため"子宮が患側に偏位"することが多いとされます．通常，腫瘍の捻転の診断には造影効果の有無が子宮漿膜下筋腫の捻転をはじめ診断の一助になりますが，卵巣は卵巣動脈と子宮動脈との2重支配を受けているため完全な虚血とはならない場合も多くあります．造影効果の有無だけでは診断は困難な場合が多く，一つひとつの画像所見を確認することが重要です[10]．原則手術が必要なので，産婦人科にコンサルトが必要です（図6）．

> **腹部救急のCT ちょっと一言**
> 　造影CTは単純CTと比較しなければ，組織の血流（造影効果）や出血の有無を厳密には評価することができません．なぜなら造影する前の吸収値がわからなければ，造影効果の有無はわからないからです．救急外来では，臓器の虚血や出血などを鑑別疾患にあげることが多いと思いますので，単純CTを省略して造影CTのみを撮像することは特別な事情がない限りはしない方が賢明です．

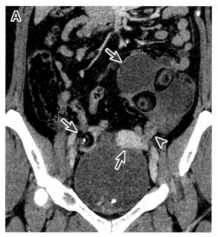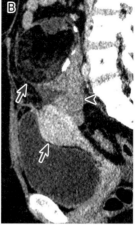

図6　卵巣腫瘍・茎捻転のCT所見

A）30歳代 女性．主訴：突然の左下腹部痛．造影CT冠状断像：単純CTは非提示であるが，両側付属器領域に脂肪を含む腫瘤性病変を認め（➡），成熟嚢胞性奇形腫である．左卵巣病変と子宮（➡），の間には捻転部である腫瘤様構造を認める（➤）．子宮は患側に偏位している．

B）30歳代 女性．主訴：右下腹部痛．造影CT矢状断像（遅延相）：単純CTは非提示であるが，脂肪と石灰化を含む腫瘤を認め（➡），成熟嚢胞性奇形腫である．卵巣病変と子宮（➡）の間に捻れた管状の腫瘤様構造を認め，捻転により肥厚した卵管と子宮広間膜である（➤）．

おわりに

研修医時代のご縁で貴重な執筆の機会をいただきました．編集の金井先生には大変感謝しております．読者の研修医の先生のご健闘を心からお祈り申し上げます．

引用文献

1）Smith RC, et al：Acute ureteral obstruction：value of secondary signs of helical unenhanced CT. AJR Am J Roentgenol, 167：1109-1113, 1996（PMID：8911160）

2）「尿路結石症診療ガイドライン 第2版 2013年版」（日本泌尿器科学会，他 / 編），金原出版，2013

3）平成15-16年度厚生労働科学研究医療技術評価総合研究事業尿路結石症診療ガイドラインの適正評価に関する研究班：尿路結石症診療ガイドライン改訂版．2004

4）Huang JJ, et al：Acute bacterial nephritis：a clinicoradiologic correlation based on computed tomography. Am J Med, 93：289-298, 1992（PMID：1524081）

5）「ここまでわかる急性腹症のCT 第3版」（荒木 力 / 著），pp314-318，メディカル・サイエンス・インターナショナル，2018

6）「知っておきたい泌尿器のCT・MRI 改訂第2版」（山下康行 / 編著），pp168-169，Gakken メディカル出版事業部，2019

7）Kamel IR & Berkowitz JF：Assessment of the cortical rim sign in posttraumatic renal infarction. J Comput Assist Tomogr, 20：803-806, 1996（PMID：8797917）

8）Orwig D & Federle MP：Localized clotted blood as evidence of visceral trauma on CT：the sentinel clot sign. AJR Am J Roentgenol, 153：747-749, 1989（PMID：2773729）

9）Ling-Shan C, et al：Computed Tomography Features of Adnexal Torsion：A Meta-Analysis. Acad Radiol, 29：317-325, 2022（PMID：33153866）

10）安井良僚，河野美幸：卵巣茎捻転の診断および治療法に関する検討．日本腹部救急医学会雑誌，33：941-945，2013

■ 参考文献・もっと学びたい人のために

1）「婦人科MRIの読み方」（富樫かおり／著），医学書院，1997
2）「画像診断 Vol.39 No.7 産科領域のCT，MRI update」（藤井進也／編），Gakken メディカル出版事業部，2019

Profile

星野江里（Eri Hoshino）
埼玉医科大学病院 放射線科

井上快児（Kaiji Inoue）
埼玉医科大学病院 放射線科

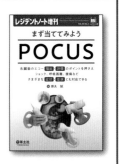

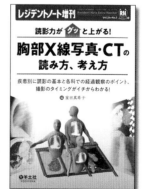

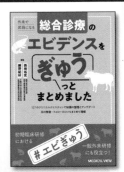
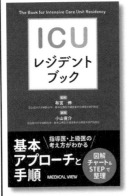
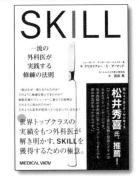

若手医師の進路選択
～基本19領域の専攻医からのメッセージ～

編　集　大塚勇輝（岡山大学病院 総合内科・総合診療科）
　　　　山本晴香（高槻赤十字病院 呼吸器内科）

企画にあたって

　卒後6年目となる私たち自身の研修医時代を振り返ると，専門診療科への進路選択や将来のキャリアについてよく悩んでいました.

　2018年から新専門医制度下での各科の基本領域研修が開始され5年が経過していますが，いまだ混沌とした変遷期にあります.「何科に進むか」,「入局するかどうか」,「どういった病院に就職すべきか」などと悩む若者にとって参考になる情報源はまだ乏しく，各科の専攻医の実状はベールに包まれているのが現状と思います.加えて専門研修の期間は，結婚，妊娠・出産などといったライフイベントや，出身大学に関係した義務年限などとも重なる時期であり，多くの医学生・研修医が将来について疑問や不安を抱えているのではないでしょうか.

　この特別企画では，大塚・山本の2人の知り合いの6年目医師となる先生方のなかから基本19領域各1人ずつ，できるだけ偏りなくバラエティーに富むようにお声掛けし，それぞれの診療科の特徴や進路選択に秘められた想いについて執筆いただき，後輩医師へのメッセージとしてもらっています.6月号掲載の前編（10領域）と併せて，後編も少しでも皆さまの進路選択の助けになれれば幸いです.

経験が診療に活き，診療が人生に活きる

杉本裕子 （Yuko Sugimoto） 愛知医科大学病院 精神科

経歴		プライベート
2012年3月	私立西大和学園高等学校 卒業	模擬国連に打ち込んだ青春時代
2018年3月	滋賀医科大学 卒業	海外でレミゼを観劇，ミュージカルに目覚める
2020年3月	一宮西病院 初期研修 修了	先輩の影響で宝塚ファンに…（ご贔屓は礼真琴さん）
2020年4月〜	愛知医科大学病院 精神科医局	有給は観劇とフィギュア観戦に捧げています

学生時代

　バイトを掛けもちしながらも，さまざまな活動に参加しました．海外へ行きたいという不純な動機から公衆衛生学教室で疫学研究を行い，めでたく欧州心臓病学会でポスター発表をし（てイタリアを満喫し）たり，日本肺癌学会広報大使として肺がん治療啓発の一端を担ったり．また，自大学でのTBL（Team Based Learning）をきっかけに総合診療系の勉強会に数多く参加し，スタッフや主催もしていました．振り返ると，総合診療の「その人全体をみる」という感覚は精神科に通ずるものがあるように感じます．当時の志望は乳腺外科で，精神科に進むことになるとは全く想像しておらず，思い出すのは友人について行った精神科医局の忘年会で美味しいご飯をご馳走になったことくらいです…笑．

研修医時代 ～なぜ精神科を選んだか

　"断らない救急"を掲げる病院で，救急や循環器，脳神経など急性期疾患に携わることが多かったです．そのなかで"どれだけ長く生きるか（Length of life）"よりも"どのように生きるか（Quality of life）"を重視したいという自分の価値観に気づいたこと，またもともと文系脳ということもあってか学問的興味を強くそそられたこと，ほかにもいくつかの理由から精神科に進むことを決めました．

　診療科を選ぶ際に一番重視したのが，その学問的興味でした．先輩に誘われた，環境がよいなどの理由で選ぶのもよいですが，よく考えてみると人や環境は異動などで大きく変わり得ます．そのような場合でもその診療科，その学問自体に興味があれば，どこへ行っても長く続けられるのではないでしょうか．

精神科研修について

　専攻医1年目は大学病院で，入院患者さんの担当に加えて，兼本教授外来のシュライバーや救急当番を行いながら，統合失調症，気分障害，脳炎や認知症といった器質性疾患などを幅広く学びました．2年目は単科病院勤務で，大学とは違い慢性期の入院患者さんを多く担当する一方，外来では適応障害圏の患者さんが多く，薬が根本的解決にならない場合にどのようにアプローチするかをよく考えました．3年目は再び大学に戻り，外来や病棟に加えてリエゾンにもとり組

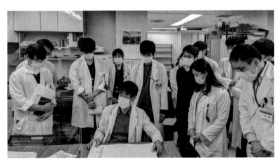

図1● 毎週行われる兼本教授の脳波判読会の様子

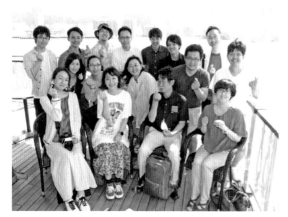

図2 ● 医局員で琵琶湖クルーズを楽しむ様子

んでいます．また2023年の1月からは，神奈川県の聖マリアンナ医科大学に3カ月間短期国内留学し，関心のある精神病理学や司法精神医学を勉強させていただきました．古茶教授の外来に付いて精神療法を学んだり，精神鑑定助手を数件務めたりと非常に充実した毎日でした．

診療のなかで難しく感じること

薬の使い方もですが，想像以上に難しいのが診断です．精神科では血液検査や画像を用いて診断できる疾患が少なく，最近では操作的診断基準を使用して診断を行う流れになっています．しかし同じように抑うつを呈する患者さんでも，それが例えば失恋などの状況や環境，性格に由来するものなのか，それともうつ病なのかによって，治療方針も異なってくることがあるのです．発達障害や解離性障害の方が，統合失調症でみられるような幻聴，妄想を呈することもあります．いずれも現在の症状だけで鑑別できるものではないため，これまでの生活史などを含めた病歴聴取を丁寧に行って考えていくのですが，これが非常に難しくもあり，精神科の醍醐味でもあると感じています．

今後について

まずは精神科専門医，そして国家資格である精神保健指定医の取得をめざしています．その後スペシャルティを作るかどうかは人それぞれですが，個人的には

元々法曹にも興味があり，また先輩が鑑定人として出廷された裁判を見学して精神鑑定の奥深さに魅了されたことから，今のところ司法精神医学の道に進むことを考えています．しかしなんといっても精神科はそれ以外にも児童精神，老年期精神，リエゾン，薬理，社会精神など分野が多数あり，働き方も大学病院などの総合病院，精神科単科病院，クリニック，産業医（精神科需要が高い！），心理学系の大学教員等多岐にわたるため，そのときそのときで興味の赴くまま動いていければと思っています．

読者へのメッセージ

精神科はよく"命にはかかわらない"とunderestimateされがちですが，実際にはそんなことは全くありません．外来で笑って別れたはずの患者さんが，突然自ら命を絶ってしまったと連絡が入ることもあります．退職前の最後の診察で「先生に会ってなかったら，私今ここにいなかったと思う」とポツリとこぼした患者さんもいます．私達の診断，投薬だけでなく，交わす言葉がその人のこの先の人生をよくも悪くも変えてしまう可能性を孕んでおり，きちんと向き合えば向き合うほど，身体科とはまた違うプレッシャーを感じることになると思います．

それでも精神科は，"人生のなかで経験することが余すことなく診療に活き，また診療での経験が自分の人生に活きる"というとっても素敵な診療科です．せっかく身体は健康でも，さまざまな理由で人生に絶望している人が増えており，今後ますます精神科のニーズも高くなってくると思います．実習やローテーションで少しでも好奇心をくすぐられた方，ぜひ精神科の門戸を叩いていただけると嬉しいです．

..

一生飽きない診療科

柳田のぞみ（Nozomi Yanagida）広島大学病院 皮膚科

経歴		プライベート
2010年3月	熊本県立熊本高等学校 卒業	趣味：津軽三味線，スキー，スノーボード，
2018年3月	岡山大学医学部 卒業	山登り
2020年3月	広島市立広島市民病院 初期研修 修了	
2020年4月	広島大学大学院 入学 広島大学病院 皮膚科専攻医（入局）	

私が皮膚科を選んだとき

　岡山大学在学中，3年次に研究室配属というプログラムがありました．3カ月間それぞれ研究室に配属されて基礎研究を学ぶというものです．私は，女性医師が多そうという安直な理由で皮膚科を選びましたがその後の臨床実習を経て，皮膚科を専攻することを選択しました．研究室配属のときに基礎研究で皮膚の下で起きている現象を見ていたのですが，それが臨床の場で患者さんの皮膚ではどう表れてくるのか興味がわいたからです．初期研修の間も，迷うのが面倒だったというのもあり，ぶれずに皮膚科を志望し続けました．皮膚科志望と公言してローテーションしていたので，各科の先生方に皮膚科に絡めた説明をしていただけたのがよかったと思います．

内科も外科も診療できる皮膚科医

　意外かもしれませんが，皮膚科は守備範囲が大変広いです．悪性腫瘍，アレルギー，皮膚外科，皮膚病理，膠原病，付属器疾患，基礎研究など…あげればもっとあります．内科系から外科系までさまざま，サブスペシャルティの幅がとにかく広いので，得意分野（興味がもてる分野）が必ず1つは見つかると思います．また，患者さんと治る喜びを共有できます．皮疹は隠せないので，治ったか治っていないか，患者さんに絶対に嘘がつけません．皮膚科の難しさはここにあ

りますが，治ったときには患者さんが本当によく感謝してくださります．われわれ皮膚科医冥利に尽きるところだと思います．

皮膚科の難しさ

　前の項目で書いた通り，皮膚科は守備範囲がとても広いので，自分にとっての苦手意識をもつ分野も出てくるかもしれません．私は現在大学院生なので，今は手術の経験に乏しく，正直皮膚外科に苦手意識をもっています．それから，患者さんの皮膚の洗浄・軟膏処置・手術は意外と体力を使います．皮膚科が体力勝負であったのは，私には予想外のことでした．

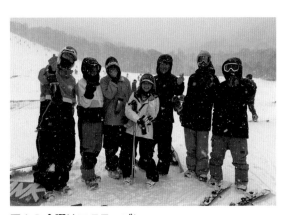

図1 ● 余暇はアクティブに
休日弾丸でひとり新潟までスキーに行き，現地でできた友達と．筆者中央．

専攻医の一日

広島大学病院の例ですが，午前中は外来診療医の先生方のお手伝いをします．初診患者さんの予診をとるほか，プリックテストや皮膚生検など，検査手技を一通りここで身につけます．お昼休憩をはさんで午後は病棟患者さんの処置や試験を行い，手術日にはこの時間に手術も行っています．16時頃には処置などは終わり，その後はカンファレンスを行ったり，残った業務を終わらせたり，休憩したりしています．ときに，熱傷や壊死性筋膜炎で緊急手術が入ります．

大学院進学

私は入局と同時に大学院進学を決めました．患者さんの皮膚の下で起きている事象を細胞を用いて解明することに興味があったのと，大学3年のときに携わっていた基礎研究の楽しさを忘れられなかったからです．とはいえ入局1年目は病棟管理や熱傷の緊急手術など，臨床をメインに徹しました．入局2年目から専属大学院生となり，研究に専念するようになりました．大学院での研究生活は決して容易なものではなく，手間暇をかけて行った実験が失敗することも少なくありません．しかし恩師の先生方とのディスカッションの時間が楽しいので，頑張れます．

皮膚科を選ぶときのアドバイス

例えば，広島県や熊本県では全身熱傷を皮膚科が診ますが，そのほかの県では形成外科などが担当することが多いです．皮膚科は本当に分野が多岐にわたるため，都道府県，施設によって得意とする分野が比較的はっきりすみ分けされていると思います．もし，最初からやりたいこと・やりたくないことがある程度決まっているのであれば，自分に合った施設を選べるように下調べが必要です．やりたいことが決まっておらず，漠然と皮膚科に進みたいなと思う場合は，そこまで心配せず，飛び込んでみた施設でそこの得意分野をしっかり学ぶのが大事だと思います．

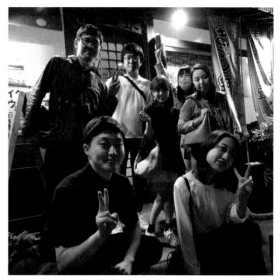

図2 ● 臨床実習班の同窓会
大学時代の臨床実習の班員と5年越しに岡山で集まりました．それぞれ違う地域で働き，違う診療科ですが今でも同志です．

地元を離れて働くということ

私は熊本出身で，岡山大学を卒業して広島で働いています．広島には親戚も友達もいませんでした．0から自分のコミュニティを開拓して築き上げることは簡単ではありませんでしたが，挑戦した分人生がおもしろく進んだように思います．それと，大好きな地元熊本では仕事をしていないので，たまの帰省が相当なリフレッシュになります．熊本では休息，広島では仕事，とメリハリをつけて生活することができているのは私の性格には合っていると思います．それだけでなく，広島にはありがたいことに，私を親戚のようにお世話してくれる知人や恩師がいます．そういう方々のおかげさまで私は広島で仕事ができています．

読者へのメッセージ

皮膚科はいろんなことができて楽しいですよ．生涯を通して飽きないと思います．
ぜひ皮膚科専攻を選択肢に入れてみてください．いつかどこかの学会などでお会いしましょう．

市中型プログラムで叶える型にはまらない自由なキャリア設計

今井嘉瑛（Yoshie Imai）沖縄県立南部医療センター・子ども医療センター 形成外科

経歴		専門医取得までのスケジュール	
2018年3月	新潟大学医学部医学科 卒業	2023年10月	九州大学病院 形成外科 専攻医（予定）
2020年3月	沖縄県立中部病院 初期研修 修了	2024年3月	美ら島形成外科専攻医プログラム 修了（予定）
2020年4月	沖縄県立中部病院 形成外科専攻医	2025年1月	形成外科専門医試験 受験（予定）
2023年4月	沖縄県立南部医療センター・子ども医療センター 形成外科		

専門医への道のり

　形成外科専門医取得には，初期研修後，新専門医制度が定めた専攻医プログラムに沿って4年間の研修を行う必要があります．この翌年に専門医試験の受験資格が与えられるため，最短で卒後7年目に専門医を取得することができます．形成外科専攻医プログラムは全国に100以上ありますが，その大半は大学病院やその関連施設を基幹としており，従来の医局入局と同じ意味合いをもちます．一方，市中病院を基幹とした研修プログラムもあり，入局とは異なる方法で専門医の資格を取得することも可能です．

大学型か市中型か

　大学型であれ市中型であれ，1つの基幹病院と複数の連携施設から構成されるため，施設をローテーションし症例経験を積むというカリキュラムに大きな違いはありません．しかしその後の進路選択における自由度を考慮すると，この2種類のプログラム選択は慎重に行うべきと考えます．本稿では市中型を選んだ私の体験談を通して，皆様に進路選択のヒントをお伝えできれば幸いです．

私のキャリア設計図

　私は学生時代にマイクロサージャリーを用いた再建手術に魅了され形成外科医を志しましたが，もともと国際協力に携わりたいという想いがあったので，形成外科医としての専門をきわめる前にジェネラルマインドをもった医師でいたいと考えていました．また，国内に留まらないグローバルな生き方に憧れており，いつか留学もしたいと思っていたため，海外とのつながりがある開かれた環境に身を置くべきと感じていました．

沖縄に辿り着いた理由

　研修先を検討するにあたり，自分で進路の舵をとりやすそうな市中型研修が私には合っていると思いました．また，形成外科は外科診療科であるため，技術習得の面からは腰を据えて手術手技を身につけられる環境が必要だと感じました．そこで，市中で初期研修と専門研修をセットに形成外科研修ができる施設はないか探したところ，沖縄県立中部病院という面白そうな研修病院を見つけたのです．

沖縄での刺激的な研修

　沖縄という本土から隔離された環境特性上，ジェネラリストとスペシャリストとの両方の視点が要求されます．指導医は全体で3人でしたが，全員外科研修を終えてから形成外科を修めており，さらに臨床留学経験ももち合わせるという，まさに少数精鋭なチームでした．美容以外のほぼすべての形成外科診療をカバーし，その深い臨床力と美しい手技技術から織りなす再建手

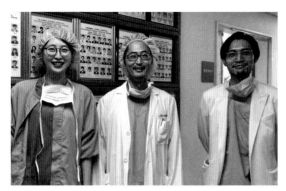

図 ● 中部病院時代最終年度でのメンバー
左から，筆者，すべてを叩き込んでくれた指導医の今泉先生，優秀でバランスの取れた後輩専攻医の伊田先生．

術はユニークであり感動の嵐でした．そんな指導医についていくのは大変でしたが，それ以上に毎日が楽しく，外来・病棟・手術・当直と降り注ぐ実践の機会を通じて，形成外科の基礎を固めることができました．

ライフイベントは突然に

患者さんに寄り添い，指導医に張りつき，せっかく海の見える家を借りたのに病院に篭りすぎて別荘化するほど形成外科に没頭していましたが，気がつけば隣を一緒に歩いてくれる最愛の理解者がいました．主人は内科医ですが，彼も海外を視野に準備していたことや，フレキシブルに動くことに負担を感じない性格など多くの価値観が一致しており，何より自分のことで精一杯な私でしたがその生き方を尊重してくれる器の広さに安心感を覚え入籍を決めました．勤務形態によるすれ違いはありますが，後輩専攻医も加わりゆとりが生まれたので今ではちゃんと帰宅できています．

再建外科の日常

とはいえ他科との合同手術や複雑な症例となると，日付を超える長時間手術も多く，外傷などの緊急手術を受け入れるときはタフなスケジュールになることもしばしばです．体力的にも精神的にも決して楽ではありませんが，その唯一無二な創造性にロマンを感じ，患者さんのQOLに直結するチャレンジングな仕事にやりがいをもっているのが再建外科医なのだと感じます．

ピンチがチャンスに

専攻医生活序盤でCOVID-19が流行し，終わりの見えない手術制限に焦りを覚えていた頃，少しでも勉強になるかなと参加した若手形成外科医向けの海外オンラインセミナーで，私の価値観は大きく変化することになりました．それはワークライフバランスです．日本では課題も多いのですが，海外にはワークライフバランスのとれた女性再建外科医が"たくさん"いらっしゃったのです．衝撃であると同時に，片方諦めなくていいんだ，と確信できた瞬間でもありました．さらにこれがきっかけで，世界中の再建外科医とつながることができましたし，光栄なことに「Present and Future of Female Microsurgeons」というオンラインセッションに招待していただく機会も得ました．かつて憧れたグローバルな交流が実現し始めたのです．

次のステージに向けて

私は今後サブスペシャリティの勉強のため，国内外での専門研修を計画しています．また主人も留学を控えているため，お互いの夢，そして家族としての夢も叶えられるよう，これからも自由に新たな道を作っていこうと思います．

読者の皆様へ

私の進路選択における指標は「その選択にワクワクするか」というシンプルなものです．条件を天秤にかけてナーバスになるより，自然と心惹かれる方に飛び込んできました．皆様がそれぞれのワクワクに沿った多彩なキャリアプランを通して，次世代を担う形成外科医として私たちの仲間になってくれたら嬉しいです．

謝辞

このような素晴らしい企画を立案し声をかけてくれた中部病院同期の山本先生をはじめ，羊土社編集部の皆様，そして私を形成外科の世界へ導いてくれた新潟大学松田教授と中部病院今泉先生に心から感謝申し上げます．

外科的処置から内科的診療まで

輿水真梨（Mari Koshimizu）横浜市立みなと赤十字病院 耳鼻咽喉科・頭頸部外科

経歴		プライベート
2011年3月	私立土佐高等学校 卒業	趣味：旅行，音楽鑑賞，パズル
2018年3月	横浜市立大学医学部 卒業	
2020年3月	横浜労災病院 初期研修 修了	
2020年4月	横浜市立大学 耳鼻咽喉科・頭頸部外科 入局	2021年5月　結婚
2020年4月	横浜南共済病院 耳鼻咽喉科	
2021年10月	横浜市立大学附属病院 耳鼻いんこう科	
2022年4月	神奈川県立こども医療センター 耳鼻いんこう科	2022年9月　出産
2023年4月	横浜市立みなと赤十字病院 耳鼻咽喉科・頭頸部外科	

現在の進路選択のきっかけ

　私は小さい頃からアレルギー性鼻炎がひどく，耳鼻咽喉科は私にとって最も身近な診療科でした．大学に入学し，耳鼻咽喉科についてもっと知りたいと考え，大学4年次のリサーチクラークシップの際に耳鼻咽喉科で3カ月間臨床研究を行いました．この期間に実際に臨床にも触れ，頭頸部外科の手術のダイナミックさにも驚きましたが，一番記憶に残っているのは人工内耳挿入後の乳児がはじめて音を聴く瞬間に立ち会ったときのことでした．はじめて音に触れ驚く子どもに感動する両親を見て，深く心を打たれたことは現在の進路を選択する大きなきっかけとなりました．

初期研修医時代

　前述のように学生の頃より耳鼻咽喉科に興味があったので，初期研修先には耳鼻咽喉科を含め，いわゆるマイナー科を自由に選択しやすいカリキュラムを採用している病院を中心に選び，採用試験を受けました．初期研修医時代を過ごした横浜労災病院では，やる気に溢れる同期と切磋琢磨し，疑問に思ったことをテーマにあげて自主的な勉強会を定期的に開くなど，本当に楽しくやりがいのある研修を受けることができま

した（図1）.

　当初は耳鼻科を何カ月も回ろうと考えていましたが，初期研修医のときにしかほかの科はみられないと思いさまざまな科を選択して得られた経験が今でも役立っていると感じています．例えば病理診断科をローテートしたときのことです．外科系では手術を行った際に病理検体を提出しますが，観察してもらいたいポイントを病理オーダーにきちんと書かないと，病理診断医は膨大な組織から病変を観察することになります．それが非常に大変なことであると身をもって学べ

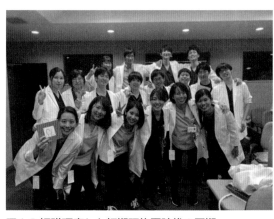

図1 ● 切磋琢磨した初期研修医時代の同期

ました.

　また，各科の指導医の先生の診療姿勢を間近で見られたことで，さまざまな視点から物事を考えることを心がけるようになったほか，自分は医師としてどうありたいかを具体的にイメージできました.

後期研修がはじまって

　市中病院・大学病院とも週2日程度手術日があり，専攻医1年目から多数の手術（扁桃摘出術，内視鏡下鼻副鼻腔手術，鼓膜チューブ挿入術，気管切開術，甲状腺片葉切除術など）を執刀し，その他喉頭摘出術，頸部郭清術などの悪性疾患に対する手術の助手を経験することもできました．このように，外切開・内視鏡・顕微鏡と幅広い方法の手術があることは耳鼻咽喉科の大きな特徴です．扱う臓器が多い分，解剖学的知識をつけるのに一苦労しますが，指導医の下で1年目から執刀できる手術が多いことは，とてもやりがいがありますし，勉強にもなると思います.

　外来診療の患者さんは赤ちゃんからお年寄りまで非常に幅広く，診断から内科的・外科的治療まで一貫して行うことができます．気道緊急疾患で医師同士が連携しスピード感をもって診察にあたることもあれば，じっくりとめまいの診察を行うこともあり，刺激の多い日々を過ごしています．多職種の方々，患者さんともコミュニケーションを多くとりながら診断・治療方針を考えていけることはとても魅力的だと感じています.

　医局ではオンラインで定期的に勉強会や抄読会も行っており，基礎的な知識の確認から最新の診療まで，皆で情報を共有しています．最近では2022年に側頭骨の模型を用いて解剖の確認を行い，その後，手術手技講習（ドリルの使い方など）も行われました（図2）.

ライフワークバランスを考えて

　専攻医の間はどの科でも多様な疾患を診療する機会を得るために，1年程度で異動となる場合が多いと思います．私が所属している横浜市立大学の医局は，基本的に神奈川県内のみの異動であり，家庭をもちやすいことはとてもメリットだと私は考えています.

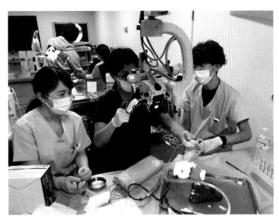

図2 ● 医局主催の側頭骨実習

　私自身，2021年に結婚，2022年に出産をしました．現在は常勤として外来・手術を今まで通り行い，お休みの日は思いっきり家族との時間を満喫しています．緊急疾患の患者さんが来ない限り，帰宅が極端に遅くなることはないのでメリハリをつけた生活を送ることができています.

　医局内には子育て中の女性医師も多く，ライフワークバランスに悩んだとき身近に相談できる環境があります．このことも仕事を続けられるモチベーションになっています.

　耳鼻咽喉科専攻医は4年間の研修期間を経て専門医試験の受験資格を得ることができます．私も来年（2024年）の夏に受験予定なので，今後も普段の診療から学べることを大切にしつつ，勉強を重ねて試験に臨みたいと考えています.

読者へのメッセージ

　初期研修医の間にどの科に進むかすでに決めている方もいれば悩んでいる方もいると思います．診療科に進んだ後は時間をかけてじっくりとその科のことを学ぶことができるので，初期研修の間に医師からだけでなくいろんな職種の方々と積極的にかかわって，多様な視点から物事を考えられるようになっていただければと思います.

　また，個人的にはこの記事を読んで少しでも耳鼻咽喉科に興味をもっていただければ嬉しいです.

女性硝子体術者への挑戦

林　淳子 （Junko Hayashi）倉敷成人病センター アイセンター

経歴		プライベート
2018年3月	岡山大学医学部 卒業	陸上競技部所属（2年間主将）
2020年3月	岡山赤十字病院 初期研修 修了	趣味：旅行，ダイビング
2020年4月	岡山大学病院 眼科専攻医	
2021年4月	倉敷成人病センター アイセンター勤務	2021年夏頃　結婚
2022年12月	産休（産後休業）	2022年12月　第一子出産
2023年3月	倉敷成人病センター アイセンター復職	

手術がしたい！ 家庭ももちたい！

　私は学生の頃からぼんやりと，手術のある科に進みたいと考えておりました．眼科も選択肢の1つでしたが，「初期研修ではもっと選択肢の幅を広げたい！」「救急医療も学びたい！」と思い，三次救急のある岡山赤十字病院で初期研修をさせていただきました．研修先のなかでも上級医の先生にお世話になった消化器内科と麻酔科に特に魅力を感じ，進路としても非常に悩みましたが，最終的に「手術がしたい！」と初心に戻り，眼科を選択しました．

　手術のある科といっても，外科や形成外科，脳神経外科，整形外科，産婦人科などさまざまあると思いますが，そのなかでも顕微鏡下での手術というものに惹かれました（もともと細かい作業が好きで，学生の頃は形成外科の実習で鶏肉を買ってきては血管吻合の練習などをしていました）．

　また，眼科の手術は非常に美しく，真っ暗な部屋で行う硝子体（vit）手術での眼内をライトで照らす光景は，まるで潜水艦で深海を潜っているようであり，徐々にきれいになる眼底に魅力を感じた覚えがあります．

　上記の理由に加え，家庭を築き母になりたいと考えていたので，緊急疾患の患者さんが真夜中に来ることが比較的少ない（基本寝ているときは目を使わないので）眼科は，今後のライフイベントを考えたときにも仕事と両立しやすいと考えました．

入局の必要性

　専門医を取得しようとした場合，大学病院規模の専門研修基幹施設のプログラムに入る必要があります．地方では，それが大学病院であることが多いので，入局することが基本となります．ただし，専門医取得後に医局を離れフリーランスとして各病院で務める医師も多くいます．

　岡山大学病院の医局では基本的に眼科専攻医1年目に大学病院で研鑽を積み，2年目以降は市中病院で研修を行うシステムです．大学病院では緊急を要する眼球破裂や裂孔原性網膜剥離の手術，難治症例の硝子体手術，緑内障手術，斜視手術など，専門性が高い症例を主に手術しています．専攻医は眼科検査を実際に行い，手術の助手につきながら自己研鑽を積みます．

　私が現在所属する倉敷成人病センターはハイボリュームな市中病院で，大学病院と同様に難症例の手術も施行しています．アイセンター長である岡野内医師のご尽力で現在もさらなる発展を続けています．岡山大学病院とは異なり，専攻医も外来を担当しますし，自分で執刀する白内障手術の件数も増えました．また，緊急当番で実際に病院に出勤する必要性は，岡山大学病院時代より良くも悪くも減ったように感じます．

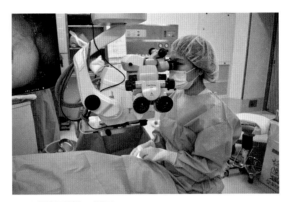

図 ● 眼科手術の様子

仕事と妊娠・出産の両立

倉敷成人病センターでは上司に恵まれ，基本から根気よく指導していただき，さまざまな手術を経験させていただきました．徐々に上達していくのがわかるので，毎回手術が楽しくてしかたなかったです（もちろん上手くいかないことも多々ありましたが…）．1日の終わりにビデオで振り返り，クオリティの高い手術をめざして日々自己研鑽に励む日々でした（ちょうどコロナ禍でもあり，友達と飲みにいく機会も減っておりいい機会でした）．眼科医としてようやく一歩を踏み出せたような気がして，新しい疾患を学ぶことも楽しく感じておりました．

そんな時期に妊娠が発覚しました．子どもができにくいかもしれないと産婦人科医に言われていたので，嬉しい反面，上り調子であった仕事を途中で断念してしまう怖さ，出産後に待ち受ける仕事と家庭の両立の不安がありました．そのなかで夫が仕事を応援してくれ，二日酔いにも似たつわりが数カ月間続いてもなんとか周りに気づかれることもなく乗り切ることができました．妊婦であることで周囲の方々が気遣い，「仕事が減らされる！！」と自分のなかで思い込んでいた部分もあったため，上司やスタッフの方々に報告するときは本当に緊張しましたが，皆さん祝福してくださり，安心して仕事を継続することができました．お腹が大きくなるにつれ，周囲の方々も冷や汗ものだったと思いますが，「手術の腕を落としたくない！負けたくない！」の一心で，出産直前の2022年12月まで通常通りの業務を行うことができました．これもひとえに周囲の方々そして家族のおかげだと感じています．

現在，めざせ！ ママ vit surgeon！

院内保育園に子どもを預け，周囲の助けも借りて産休後すぐに職場復帰をすることができました．「子供の成長をそばで見守りたい！」という母親としての想いと「キャリアを積み重ねたい！」気持ちの間で葛藤がありましたが，周囲の助けが得られる現在の状況を眼科医としてのチャンスだと捉えて，育休を取得しませんでした．復帰後まだ1カ月の段階での執筆なので手術件数はまだまだですが，出産前あるいはそれ以上に増えればいいなと思っています．

今後は，難易度が高く女性医師も少ないといわれる硝子体術者になるべく研鑽を積み，より一層子育てにも奮闘しながら，明るく楽しい家庭をめざして頑張っていきたいです（趣味の旅行も子どもを連れてそろそろしたいですね！）．

読者へのメッセージ

眼科医を選択するとき，眼科は専門性が高く，全身を診なくなることがひっかかっており，その後もこの選択で本当によかったのか悩んだこともありました．しかし，今は眼科医を選択してよかったと感じております．本稿が読者の方の参考になればと思います．

等身大の自分の選択

山内直也（Naonari Yamauchi）滋賀医科大学医学部附属病院 泌尿器科

経歴		ライフイベント・趣味
2011年3月	愛知県立時習館高等学校 卒業	趣味：キャンプ，料理
2018年3月	滋賀医科大学 卒業	
2018年4月	滋賀医科大学医学部附属病院 初期研修医	
2020年4月	済生会滋賀県病院 泌尿器科専攻医	
2020年9月	滋賀医科大学医学部附属病院 泌尿器科	
2021年4月	宇治徳洲会病院 泌尿器科	2022年3月　入籍
2022年4月	滋賀医科大学医学部附属病院 泌尿器科	2022年11月　自宅購入
2023年4月	市立長浜病院 泌尿器科	2023年3月　結婚式

泌尿器科を選んだ理由

「泌尿器科は外科系だが，排尿障害に対する薬物療法など，内科的な側面も併せもつ．そのため，ファーストタッチから治療終了まで通して診ることができ，複雑性尿路感染症や透析管理を通じて全身管理にも触れることができる．結石性腎盂腎炎や精巣捻転など，夜間緊急処置がないわけではないが，比較的ワークライフバランスが整っている．さらに，サブスペシャルティ領域が多く，活躍の場が多い」

上記は私が学生の頃から現在に至るまで，幾度となく泌尿器科で聞いてきた紹介文句です．進路に悩む初期研修医や医学生のなかでも，"なんとなく"外科系に行きたいと考えている人には魅力的に映ることでしょう．御多分に漏れず私も，"なんとなく"地方大学の医局で泌尿器科専攻医となり，早3年が経とうとしています．今振り返れば，"なんとなく"なりにも重視しているポイントはあったようで，泌尿器科を選んでよかったと思えています．

今回の企画にあたって，等身大の泌尿器科医のキャリアパスに焦点を当てて紹介してほしいと伺いました．私が泌尿器科に対して感じていることをつづった本稿が，先生方の進路選択の一助となれるならば幸いです．

専攻医となってから

専攻医となってからは三次救急病院や大学病院と，比較的忙しい現場に配属されました．三次救急病院では，外来診察，救急疾患，典型手術症例，良性疾患を多く経験できました．一方で大学病院では，多くの悪性腫瘍症例，専門性の高い症例（尿路先天異常，骨盤臓器脱，男性不妊など）を経験できました．複数施設での診療を経験したことで，1つの施設でのやり方だけに染まらず，手技に込められた意図を考えては，自分なりに組み直すようになりました．専攻医2年目の時点で手術支援ロボット da Vinci の certificate まで取得することができ，ロボット支援腹腔鏡下前立腺全摘術の際には一部執刀する機会をいただきました．もちろん，泌尿器科医としてはまだまだですが，泌尿器科的 common disease を診る能力が着々と育っているのを日々感じています．

泌尿器科医師のキャリアの例を図1に示します．

専攻医の3年間を振り返って今思うこと

泌尿器科の大変なところは，処置や手術のバリエーションが多いのに対して同一疾患の症例頻度が低いことにあると思っています．例えば，自分の担当患者さんに膀胱瘻を造設する機会などたくさんあるわけでは

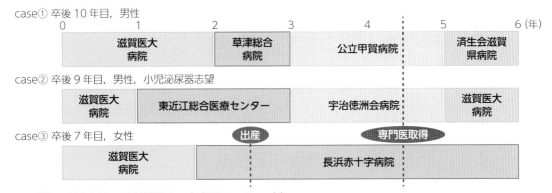

case① 卒後10年目，男性

| 滋賀医大病院 | 草津総合病院 | 公立甲賀病院 | 済生会滋賀県病院 |

case② 卒後9年目，男性，小児泌尿器志望

| 滋賀医大病院 | 東近江総合医療センター | 宇治徳洲会病院 | 滋賀医大病院 |

case③ 卒後7年目，女性

出産　　専門医取得

| 滋賀医大病院 | 長浜赤十字病院 |

図1 ● 滋賀医科大学泌尿器科学講座の専攻医キャリアの例

ありません．1回経験したとして，次の機会は数カ月後ないしは数年後ということがザラです．場合によっては，たった1回の処置や執刀の経験だけで，次は自分1人でしなければならない年次となっている可能性もあります．経験をフィードバックし，次回に活かせなければ，普通の泌尿器科医にはなれません．普通の泌尿器科医になるには，思っていたよりも多くの努力を要するのだと，この3年を通して実感しています．

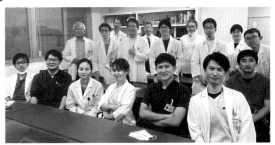

図2 ● 滋賀医科大学医学部附属病院 泌尿器科医局にて
筆者は最前列の右端．

出身地から離れた場所での研修に迷いはなかったか

私は愛知県出身です．滋賀県は，関西・北陸・東海にすぐ出られるという点や，転勤しても県内で完結できるという点が魅力的でした．与えられた環境で咲く方が性にあっていたため，地方医局に属して研修することに迷いはありませんでした．

初期研修医時代の進路の迷い

同じ外科系の耳鼻咽喉科とかなり迷いました．初期研修も大学病院であったため，泌尿器科と存分に迷える環境でした．循環にかかわる臓器への興味もあり，最終的には泌尿器科を選びましたが，耳鼻咽喉科を選んでも後悔はなかったと思います．

ワークライフバランス

「若いときの苦労は買ってでもせよ」とは言いますが，正直，この3年間の働き方が一生続くならば，泌尿器科のワークライフバランスはあまりよくないかも

しれません．実際，それを理由に転科された先生もいます．一方で，市中病院時代の上司はワークライフバランスが整っていてよいと満足されていたため，結局は働く場所しだいなのかと思います．

結婚前は余暇があれば積極的に趣味のキャンプや料理をしていました．結婚後は，家の購入や結婚式など，夫婦の行事を企画したらもう余暇どころではありません．行事がなくても，妻（金融系会社勤務）よりは毎日遅い帰宅ですし，休日も職場へ行くことが多いため，どうしても家事の負担が妻に寄ってしまっています．家事の分業は話し合い必須です．

医学生・研修医へのメッセージ

私が泌尿器科を進路の候補に入れたそもそものきっかけは，学生時代の病院実習で"なんとなく"いいかもと感じたことです．そして現在は，泌尿器科医という何者かに日々なっていくことを楽しく感じています．自分の選択に自信をもちつつ，別の選択をした他人を貶めないことが大切です．あなたの等身大の選択に，光あらんことを！

未来に広がる画像診断の魅力

日高啓介 （Keisuke Hidaka） 京都大学医学部附属病院 放射線医学講座 （画像診断学・核医学）

経歴		プライベート
2011年3月	私立灘高等学校 卒業	1年浪人（大阪河合塾）
2018年3月	岡山大学医学部 卒業	部活：卓球，MESSなど
2020年3月	京都大学医学部附属病院 初期研修 修了	
〜2021年3月	倉敷中央病院 放射線診断科	2021年3月　結婚
2022年4月	京都大学放射線診断科 入局	
〜2022年9月	京都医療センター 放射線診断科	
〜2023年3月	京都大学医学部附属病院 放射線診断科	
2023年4月〜	大阪赤十字病院 放射線診断科	

学生時代や初期研修時代に考えていたこと

学生時代は臨床推論の勉強会が好きでよく参加しており，特定の臓器に限らず全身を診られる内科系に興味がありましたが，転機は京都大学医学部附属病院での初期研修中に感染症科の先生から言われた一言でした．「内科的な診断力を上げるためには身体診察と画像診断の2つの勉強が重要で，そのうち画像診断は患者さんがいないときでもいつでも勉強できるからとても大事」だと言われ，なるほど！と思い放射線診断科をローテートしました．実はこのとき，「主治医制が自分に向いていないのではないか？」と悩んでおり，患者さんから一歩距離を置いたところで画像やカルテと向き合い，粛々と診断をつけていく放射線診断科の仕事が自分にとても合っているように感じました．放射線科は扱う範囲が広く，連日のように分野の違う勉強会やクイズ※が開催されています．継続的に勉強していく環境や雰囲気があり，おもしろそうだと感じていきました．

こうして画像診断に魅了され，初期研修をしていた京都大学の放射線診断科にそのまま入局することにしました．

※一般的な症例報告ではなく，診断名を伏せた状態で画像を持ち寄り参加者同士で鑑別診断を挙げ，解説を通して

知見を深める会．正答数などに応じて表彰があるimage interpretationと呼ばれるセッションが行われる学会もある．

放射線診断科の業務内容

業務は画像診断がメインとなりますが，IVRやエコー，核医学，胃透視や注腸造影などの検査・治療，撮像プロトコルの決定，造影剤アレルギーへの対処など多様です．手技に苦手意識があったのでIVR（interventional radiology）は食わず嫌いをしていましたが，当時の上司に「IVRの方針を決めるときはとにかく画像を読み込むのが大事．IVRが上手な人は，読影力もある人なんだよ．」と言われ，シンプルに格好いいと感じ，IVRも上達したいと思うようになりました．また，他科とのカンファレンスも重要な業務の1つで，臨床の先生と直接議論することで画像から何を知りたいのかがわかり，個人的には一番勉強になる時間だと思っています．

放射線診断科医としてのやりがい

画像診断の役割の1つは「診療の方向性を適切な方向へ誘導する」ことだと考えています．画像から患者さんの現在の状態を推論して，ときに他科コンサルト

表 ● 専攻医の週間予定の一例

	月	火	水	木	金	土	日
AM	核医学	IVR	エコー	IVR	注腸	休み（日直・当直・勉強会など）	
PM	CT	MRI	核医学	CT	MRI		
カンファ	救急	産婦人科	脳神経	泌尿器	消化器		

CT，MRI，核医学：検査室の一角で読影をしながらプロトコルを確認したり，造影剤アレルギーに対処したりする．
カンファレンスはすべてに参加必須ではなく，専攻医内で分担する．指導医と一緒に行くこともあれば，年次が上がると1人で任されることもある．

を推奨したり，緊急性のある所見を主治医に電話で連絡したりしながら，その後の対応を考慮してレポートを記載します．そうして後でカルテを見て診療がよりよい方向に進んでいるのを確認したとき，放射線科冥利に尽きる思いがします．

予想とのギャップ

施設や地域によっても異なりますが，放射線科専攻医の1週間の業務例を表に示します．業務は読影ばかりで単調なのではと思われがちですが，手技や他科カンファレンスに追われ日中はバタバタすることも多いです．一方で病棟や外来を担当することが少ない分，書類仕事などが少なく，そういう意味では業務に集中できます．また，日中は多忙をきわめる一方で，業務終了後はカンファレンスや研究などに切り替えて活動されている先生が多く，メリハリがある診療科だと感じています．

ほかの興味分野との両立

まだ仕事に直接活かせてはいませんが，学生の頃から統計や臨床疫学，最近は機械学習に興味があり，画像の勉強の合間に趣味的に勉強を続けています．続けるコツは2つあり，とりあえずインプットすることと，アウトプットが必要な状況に身を置くことです．今や入門レベルであればyoutubeやudemy，SNSに良質な講義やスライドが無料〜格安で公開されており，全国各地のセミナーをオンラインで聴講する機会も豊富です．アウトプットの環境を用意することはなかなか難しいですが（特に疫学），何を勉強すればいいかの方針が立つため，モチベーションの維持に重要です．機

械学習ならkaggleやSIGNATEなどの無料コンペがおすすめです．プロが書いたオープンソースのコードは一番の勉強の糧ですが，突如現れたchatGPTなどのLarge language modelによりさらに効率的になりました．医療AIは正確性や責任の問題を解決するのに時間がかかりそうなので，まずは自分の趣味や生活を効率化するためにAIを活用していくのが，忙しい医療職とAIのうまいつき合い方かもしれません．

今後のキャリア像

順調にいけば今年の夏（卒後6年目）に放射線科専門医，2年後（卒後8年目）に放射線診断専門医を取得し，その後は大学院へ進学したいと考えています．臨床疫学については専門的に勉強できる機会があれば寄り道をするのも選択肢ですが，まずは独学で続けたいと考えています．医師の責務である診療と研究，教育は互いに相乗効果があると信じているので，広い視点で医学に貢献できるようになりたいと思っています．

読者へのメッセージ

専門科を決めることは長い医師人生のなかで1つの転換期だと思います．初期研修医の時期は，年齢的にも人生の転換期となる方が多いと思うので，悩みは尽きないと思います．

この特集を読んでいるあなたが画像診断や臨床推論に少しでも興味があるのであれば，放射線科をおすすめします．メリハリの効いた仕事がしやすく，診療科横断的でやりがいがあり，あなたの好奇心を受け止める懐の深さがあります．いつか読影室で一緒にワクワクするような仕事ができることを願っています．

臨床との懸け橋！病理医になりたい

西原千加 (Chika Nishihara) 倉敷中央病院 病理診断科

経歴	
2010年3月	私立愛光高等学校 卒業
2017年3月	宮崎大学医学部 卒業
2020年3月	岡山市民病院 初期研修 修了
2020年4月	倉敷中央病院 病理診断科専攻医

病理医という選択

病理診断は臨床医学です．採取された組織に必要に応じて分子生物学的な検討を加え，診断しています．非常に奥深く魅力的な領域ですが，難易度が高く病理医が一人前に仕上がるまでにとても時間がかかるのも有名で，自身の専門領域として選択するのには勇気がいると思います．

臨床診断だけでは診断に難渋するような症例に対して，正しい病理診断を加え適切な治療へつなげられること，それが病理診断の醍醐味だと思います．

また，病理ははじめるのに遅すぎるということはない領域だと思います．上級医の先生には転科して病理医になった方も多く，専門分野を活かして活躍されています．臨床をやり切ったと思ったとき，さらに勉強がしたくなったとき，ぜひ病理のことを思い出してください．

病理診断に興味をもったきっかけ

私が病理医に興味をもったのは学生実習がきっかけです．5年次の実習でCPC症例を班で1例渡されて，1カ月後に病態を説明するというものがありました．臓器の肉眼像と全身組織のプレパラートと血液検査結果，簡単な病歴の書かれた紙だけが渡されるのですが，正直全然わかりません．そこで夕方ふらりと様子を見に来てくれる先生を掴まえて質問するわけですが，同じ標本なのに見えているものが全然違うので

す．1カ月それをくり返すというなかなか辛い実習でしたが，病理医ってすごいなあと単純な興味をもちました．とはいっても，実際に働くと視点が変わるという先輩の話も聞いていたので，志望科は初期研修医になってから考えようと思っていました．実際に病理を専攻すると決めたのは初期研修2年目の夏です．

初期研修の過ごし方

初期研修はとても大事です．病理診断科ではその手技は使いませんが，診断をする際に内科的知識は必要になります．特に内視鏡の所見などは，もっと勉強しておけばよかったと後悔しています．また，病理の報告書を書く際にも臨床的に重要なのはどの部分かわかっていないと，ポイントのずれた，読みづらい報告書になってしまいます．専門研修に入ると他科の内容を勉強する時間を確保することは難しいため，初期研修でしっかり学んでおくべきと考えます．そう考えると病理を専攻する人はむしろ，他科を中心にローテーションを組むべきかもしれません．

研修医の先生に覚えておいてほしいこと

他科に進まれる先生は，今後病理診断を依頼することが出てくると思いますが，病理組織依頼書には簡潔でよいので既往歴や臨床経過，目的など記載をお願いします．オーダーする作業が山ほどあるので大変なのは承知しているのですが，オーダー時に情報を詳細に

伝えていただけると，状況をより正確に理解でき診断がスムーズになります．

研修先について

私は現在市中病院のプログラムで研修させていただいており，大学院には入っていません．病理学の特性上，多くの研修施設は大学病院で，さらには大学院に同時に入学するカリキュラムになっているところが多いと思います．私は研修先を選ぶ際，市中病院にするかとても迷いました．学位と専門医の取得の両立は大変なのではと考えたり，収入面だけでいうと先に専門医をとったほうが安定するという話を聞いたりもしました．結果として私の研修はとても充実しておりましたし，大学病院で研修した私の友人もどちらも達成しており，場所にかかわらず十分な研修ができると思います．もちろん施設にもよると思いますので病院見学の際にしっかり質問，観察してください．

日常業務

主な業務は切り出し，手術材料の診断，術中迅速診断，時々剖検（病理解剖）となります．臨床と比べて，時間の融通がきくという点は利点です．たまに仕事が楽というふうに誤解されることがありますが，専攻医として学ぶことは膨大であるという点は他科と変わりません．

読むべき教科書はたくさんありますが，顕微鏡から得られる情報の方が多く，やはり身につきやすいので毎日の症例から学ぶことの方が大事だと思います．研修中は業務と自己研鑽を兼ねていることがほとんどであるため，顕微鏡から離れず，丸一日診断室で過ごすこととなります．それでも自分の裁量でスケジュールを動かせるためストレスはありません．

図は部内カンファレンス中の様子です．

病理医の将来

激動の時代ですから，病理医の将来性について述べるべきですが，若輩者の私にははっきりしたことはわかりません．これからがんゲノム医療がさらに展開し，病理形態像と遺伝子異常との関連付けも進むと思

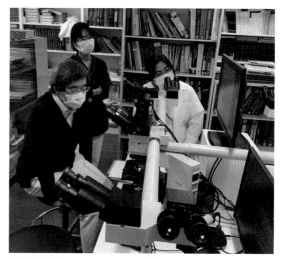

図● **部内カンファレンスの様子**
皆で症例を共有し議論している．

われますし，個人的には病理医の役割も変わっていくのではないかと思っています．さまざまな意見があると思いますので，年長の病理の先生の意見を集めて，ぜひ同級生と議論してみてください．

専門研修で大事なこと

病理診断科に限ったことではありませんが，専門研修開始時は30歳前後の方が多いでしょうから，研修中に多数のライフイベントが飛び込んできます．結婚や出産以外にも，両親の高齢化を実感したり，人によっては自身の体調不良があったりして研修だけに集中できる環境とも限りません．そのような場合も人と比較せず，着実に積み上げていってください．

読者へのメッセージ

病理はすべての診療領域に高水準，的確な診断を提供しなければいけないという義務があります．責任がありますが，やりがいのある仕事です．どの科を選んでも，自分が悩んだ末に選んだ道でさえあれば，頑張り抜けると思います．皆さんと働けることを楽しみにしています．

臨床医とは異なる選択，臨床検査科

西野貴大 (Takahiro Nishino) 国立がん研究センター中央病院臨床検査科 (執筆時)

経歴		プライベート
2012年3月	私立帝塚山高等学校 卒業	趣味：散歩，日本酒，ウイスキー，史跡巡り
2018年3月	岡山大学医学部 卒業	
2020年3月	相模原病院 初期研修 修了	
2020年4月〜	国立がん研究センター中央病院 臨床検査科専攻医	
2020年4月〜	相模原病院臨床研究センターリウマチ性疾患研究部 客員研究員	
2023年4月	慶應義塾大学大学院医学研究科 博士課程入学 / 理化学研究所生命医科学研究センター 大学院生リサーチ・アソシエイト	

知られざる臨床検査科の世界

本企画では各科の魅力的な紹介がされたのではないかと思います．さて，基本19領域の名前を思い浮かべてみてください．内科，外科，小児科…病理，18領域しかありませんか？いえいえ，ちゃんと19領域あります．おそらく最後まで名前が出てこないであろう領域，それが臨床検査です．無理もありません．専門医数は全国に約600人（令和4年度の専攻医採用：22人）と基本領域のなかで最も少なく，医療関係者ですらその存在を知る方は多くないでしょう．本稿ではそのような知られざる臨床検査科の世界をご紹介します．

検査医のお仕事

まず，臨床検査科の医師とは何をやるのか？この段階でもう想像がつきませんよね．検査医の仕事は主に①検査室の運営と②検査報告書の作成に分けられます．①検査室の運営では，検査にかかわる各種会議への出席や検査の精度管理，品質管理などを行います．普段何気なく検査をオーダーしていると思いますが，その裏では「検査の値が正しい値」になるように日々，検査医や検査技師の方々が努力しています．検査で正しい値がでるのは当たり前かもしれませんが，私達の仕事はこの当たり前を守る仕事です．まだ

イメージがつきませんね．「検査の値が正しい値」とするために私達がにらめっこしている精度管理図をご紹介します（図1）．この世界のさまざまなものにはバラツキが存在します．検査の値も例外ではなく，同じ検体を同じ条件で計測しても全く同じ値になることはありません．このバラツキを考慮しつつ，機器や試薬の不具合による検査値の歪みをいち早く察知し，「間違った値」を臨床医に報告する前に対処するのです．精度管理図について詳しくは説明しませんが，TrendやShiftと呼ばれる検査値に問題がでそうな徴候などを読みとります．ほかにも検査室を1つの組織と見立てて組織のマネジメントにもかかわります．

もう1つの大きな業務として②検査報告書の作成

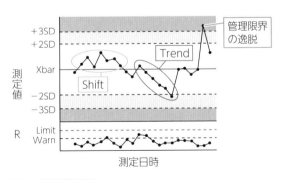

図1 ● 精度管理図

があります．臨床検査科の医師の多数を占めるのが，他科から転科した先生です．出身科は幅広く，循環器内科，呼吸器内科，神経内科，血液内科などさまざまです（図2）．他科出身の先生は，もともとのバックグラウンドを活かして，脳波検査や超音波検査などの判読医としてレポート作成を行います．

検査科医師の業務は検査室に関連するもので，基本的にはベッドを担当せず当直や呼び出しがなく，ライフワークバランスを自身で調整できるのが魅力の1つです．基本19領域のなかでも育児・介護との両立がしやすい科であると思います．報告書作成業務も自身のペースでできることが多いです．そのため，ライフワークバランスを大事にしたい，臨床医とは違う仕事をしたい，といった先生におすすめです．

専門医の受験資格は，3年間の研修プログラムを修了することで得られます．ただし，フルタイムでの研修が困難である場合には，自由度の高いカリキュラム制での取得も可能です．

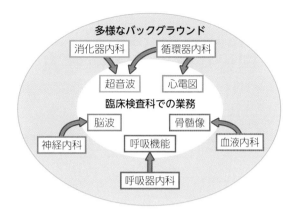

図2 ■ 検査医のバックグラウンドと報告書作成業務

臨床検査科を選んだ動機

臨床検査医のなかでも最初から検査科を選ぶのは少数派ですので，私の動機は特殊例かもしれないことをお断りしておきます．

もともとの興味としては，免疫学・リウマチ学をやりたいと思っていました．そのため，初期研修も免疫異常の拠点病院を選びました．研修を通じて考えたこととして，同じ疾患で同じ治療をしているのに個人差があるということでした．この個人差という"バラツキ"は，医師間の診断の"バラツキ"，疾患概念の未成熟さによる"バラツキ"，患者の生物学的特性による"バラツキ"に分解できると考えました．また，新しい検査技術を導入することでこれらの"バラツキ"を制御し，個々人に合わせた最適な医療が実現できるのではないかと考えました．折しも，研修中の2019年に遺伝子パネル検査が保険適用となり，がんゲノム医療が本格始動しました．遺伝子パネル検査のような新しい検査技術をいかに臨床実装するかに興味があり，リウマチとは全く異なる領域でしたが，がんの世界に思い切って飛び込むことにしました．検査科の医

師の知り合いもおらず業務内容もよく知らないまま飛び込み，本当にゼロからのスタートでした．検査医に求められる知識は，学部や初期研修では教わらないことばかりで，新しい経験の毎日です．国立がん研究センターでは，精度管理，組織マネジメントから報告書作成といった臨床検査の基礎に加えて，スパコンを用いた解析技術の習得，検査企業との共同研究や国主導の全ゲノム解析プロジェクトにも参画する機会を得て，多岐にわたる知識・経験・スキルを得ることができました．今後は，大学院に進学し再びリウマチ学の領域に戻りますが，がん領域で得たことをリウマチ学に活かし発展させ，再びがん領域にも還元できるような検査開発にとり組みたいと考えています．

読者へのメッセージ

こうして書いてみるとやはり自分のキャリアは滅茶苦茶で参考にならないかと思いますが，裏を返せば"何者にも縛られない自由なキャリア"を形成することができるのが臨床検査科の最大の魅力であると感じています．ロールモデルがおらず不安といった声もあるかもしれませんが，検査科を選びたいという先生には誰かのキャリアを真似するのではなく，自分だけのキャリア・働き方を創り出してほしいと思いますし，それが検査科の醍醐味だと感じています．自分だけの道を行きたい先生はぜひ，検査科も検討してみてください！

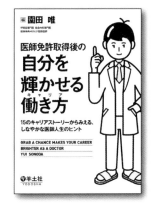
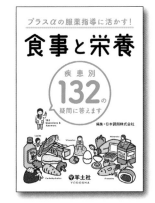
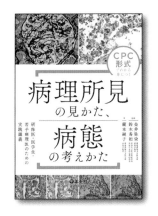

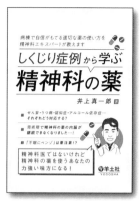

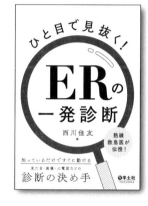
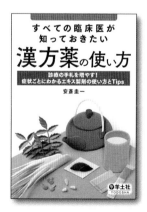

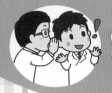

第76回　腹水検査ってどうするの？

後藤和人

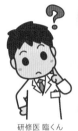

発熱を伴う肝硬変の患者さんの腹水を採取しました．特発性細菌性腹膜炎（spontaneous bacterial peritonitis：SBP）を疑い，検査を進めようと思いますが，どのような検査をしたらよいですか？

研修医 臨くん

SBPの臨床検査はさまざまなことに注意する必要があります．それでは，検査を進めていきましょう！

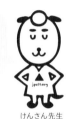

けんさん先生

 ## 解　説

● 特発性細菌性腹膜炎（SBP）とは

腹腔内臓器の炎症，腫瘍，腸管穿孔など器質的疾患がないにもかかわらず，感染性の腹水を有する病態だよ．主には非代償性肝硬変に8〜18％に出現し，早期に抗菌薬投与などしなければ，敗血症性ショックや肝不全などに至る予後不良の疾患なんだ．低アルブミン血症，うっ血などに伴う腸管浮腫，細菌に対する粘膜防御機構の低下などに伴い，腸管から細菌が腹腔内に侵入することが原因で生じるよ．

● 腹水から検体を分取する順序

検体は，① 細菌培養，② 一般検査，③ 生化学検査の順で分取しよう．

❶ SBPが疑われる際には，腹水採取後すぐに血液培養ボトルに入れる

過去のSBPの研究報告で，従来法の培養では35％，血液培養ボトルでの培養では84％の陽性率であると報告されているよ[1]．腹水の培養の際には，血液培養ボトルに空気が入らないように血液培養のときと同じ量の腹水を採取したほうがよいよ．**SBPである場合でも必ずしも培養陽性とはならないので，腹水中の好中球数などのほかの検査結果と合わせて，治療法を検討する必要があるよ**．

培養検査で検出される菌は，グラム陰性桿菌の *E. coli*, *Klebsiella pneumoniae*, *Enterobacter cloacae* ないしはグラム陽性球菌の α-hemolytic *Streptococcus* sp., *Enterococcus faecalis* などがある．**SBPは予後不良なので，予想される菌種に合わせた抗菌薬を早めに投与しましょう！**

❷ 一般検査では，外観，比重，pH，細胞数を測定して，漏出性か滲出性かを鑑別する（表1）

SBPの腹水は滲出性となる．腹水の細菌培養検査の陽性率が低いため，SBPの主な診断基準は

腹水中の好中球数 $\geqq 250/\mu$L が用いられているよ．そのため，腹水中の好中球数のカウントが重要になるよ．

しかしながら近年，腹水中の好中球数よりも，腹水のpH 7.35未満や［動脈血pH］－［腹水pH］0.1以上の方が，陽性尤度比が高いという研究成果（表2）が多く出ているんだ．**実臨床では腹水pHの結果も含めて，SBPであるかどうかの判断をしよう．**

❸ 生化学検査では，主に蛋白，アルブミン，LDHの濃度を測定する（表1）

腹水の生化学検査では，蛋白，アルブミン，LDHを主に測定しよう．表1のように，蛋白濃度が4.0 g/dL以上，［血清アルブミン］－［腹水アルブミン］1.1 g/dL未満，腹水LDH/血清LDH比0.6以上だと，滲出性腹水が疑われるんだ．**明らかな原因疾患がない場合には，SBPが疑われるよ．**

表1 腹水検査の鑑別

	漏出性	滲出性
外観	透明・無色～淡黄色	混濁ないしは血性
比重	1.015以下	1.018以上
pH	血中とほぼ同じ	7.35以下
細胞成分	少ない（中皮細胞・組織球）500/μL未満 好中球250/μL未満	多い（多核白血球，リンパ球，がん細胞など）500/μL以上 好中球250/μL以上
蛋白濃度	2.5 g/dL以下	4.0 g/dL以上
血清-腹水アルブミン濃度差	1.1 g/dL以上	1.1 g/dL未満
腹水LDH/血清LDH比	0.6未満	0.6以上
細菌・真菌培養	陰性	陽性の場合もあり

文献2より作成．

表2 SBPの腹水検査のまとめ

腹水検査	陽性尤度比
腹水中 白血球数 $\geqq 1,000/\mu$L	9.1
腹水中 好中球数 $\geqq 250/\mu$L	6.4
腹水 pH <7.35	9.0
［動脈血 pH］－［腹水 pH］> 0.10	11

文献3より引用．

SBPが疑われる際には，腹水をすみやかに血培ボトルに入れて，検査をしよう！ 腹水中の好中球だけでなく，腹水pHなどにも注意を払い，検査を進めよう！

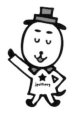

参考文献
1）Siersema PD, et al：Blood culture bottles are superior to lysis-centrifugation tubes for bacteriological diagnosis of spontaneous bacterial peritonitis. J Clin Microbiol, 30：667-669, 1992（PMID：1551984）
2）「今日の臨床検査2021-2022」（櫻林郁之介/監，矢冨裕，他/編），p625，南江堂，2021
3）Wong CL, et al：Does this patient have bacterial peritonitis or portal hypertension? How do I perform a paracentesis and analyze the results? JAMA, 299：1166-1178, 2008（PMID：18334692）

※連載へのご意見，ご感想がございましたら，ぜひお寄せください！ また，「普段検査でこんなことに困っている」「このコーナーでこんなことが読みたい」などのご要望も，お聞かせいただけましたら幸いです．rnote@yodosha.co.jp

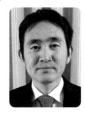

今月のけんさん先生は…
東海大学医学部 臨床検査学の後藤和人でした．
東海大学は，指導医・研修医の対話型臨地実習も行っています．臨床検査の初期研修・後期研修も検討ください．

日本臨床検査医学会・専門医会 広報委員会：
五十嵐 岳，上養義典，江原佳史，尾崎 敬，木村 聡，久川 聡，後藤和人，千葉泰彦，常川勝彦，西川真子，藤井智美，増田亜希子

日本臨床検査医学会
Japanese Society of Laboratory Medicine

日本臨床検査専門医会

臨床検査専門医を目指す方へ

考える心電図

心電図波形を解釈するだけでなく，心電図と病歴，症状などから潜んでいる病態・疾患を考え，さらに対処方法や次にどういった検査を行えばよいかまで解説します．

波形と症状，検査所見から診断・病態を読み解く

第4回 動悸症状を心電図から考える②

森田　宏（岡山大学学術研究院医歯薬学領域 先端循環器治療学），杉山洋樹（岡山済生会総合病院 内科）

▶ はじめに

　　今回は第1回（2023年4月号掲載）につづき動悸症状と心電図について解説します．まず，動悸・前失神症状で救急受診した例を示します．

症例1 動悸症状で受診した67歳男性

【主訴】動悸，前失神

【現病歴】67歳男性．昼食後に自宅で，急な動悸，一瞬気が遠くなる感じを自覚した．3分くらいで改善したが，3時間後に再度同様な症状が出現し，眼前暗黒感，気分不良，胸部苦悶感を伴い改善しないため，救急要請した．陳旧性心筋梗塞あり．

【既往歴】特記事項なし　　　　【家族歴】特記事項なし

【救急隊接触時バイタル】血圧68/40 mmHg，呼吸数28回/分，脈拍数165回/分，SpO2 97％（室内気），体温36.4℃で，意識はあるものの胸部苦悶感を強く訴える状態であった．救急外来受診時の心電図を図1に示す．

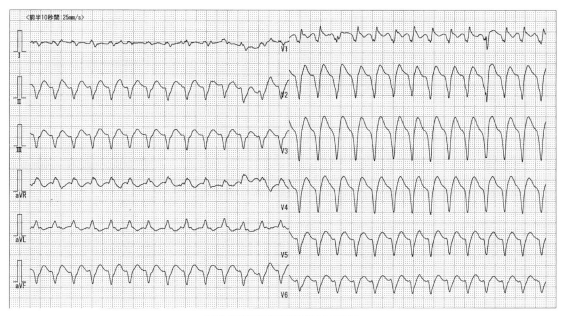

図1 ● 救急外来受診時の心電図

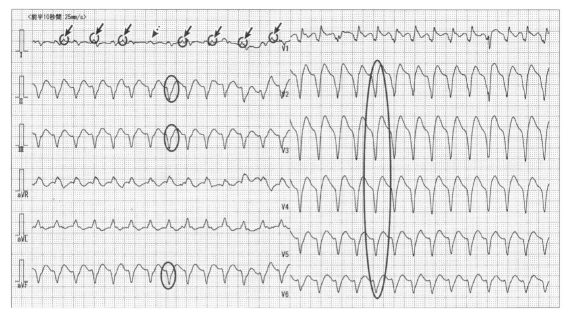

図2●救急外来での心電図

規則的なQRS幅の広い頻拍で，前胸部誘導で広範なQS型波形（○），I誘導での房室解離
（○＋➡️はP波を示す）から心室頻拍と診断される．

▶ 心電図の所見・診断は何が考えられるか？

　　救急外来受診時の心電図は心拍数165回/分（RR間隔0.36秒），整の頻脈です．P波の有無
はわかりにくいですがI誘導で，QRSと異なる周期の小さい波を認めます（図2○＋➡️）．QRS
幅は176msと延長しています．QRS軸は－84°で上向きです．QRS波形はV1誘導でQR型，
Ⅱ，Ⅲ，aVF，V2～V6誘導でQS型となっています（図2○）．

　　QRS幅の延長した頻拍発作で，RR間隔は一定であり，基礎疾患として陳旧性心筋梗塞があ
るため，まず心室頻拍を考えます．V1誘導はQR型で，"右脚ブロック型"と称されますが，通
常の右脚ブロックとは異なり，V2～V6で広くQS型となっています．また通常，QRS軸も
－90°近くになることはありません．I誘導の○＋➡️の波は頻拍発作の周期とは無関係に出現
しており，P波と考えられます（PP間隔0.56秒，P波拍数は104回/分）．QRSの波と重なって
いるところにもありそうです（-➡️）．これは心房（P波）と心室（QRS波）の興奮が乖離（房
室解離）していることを示します．こういった，通常の脚ブロックとは異なるQRS波形，房室
解離より，心室頻拍と診断されます．

▶ 頻拍停止後の心電図の所見は？

　　頻拍停止後の心電図を図3に示します．心電図診断および心室頻拍の原因は何が考えられま
すか？

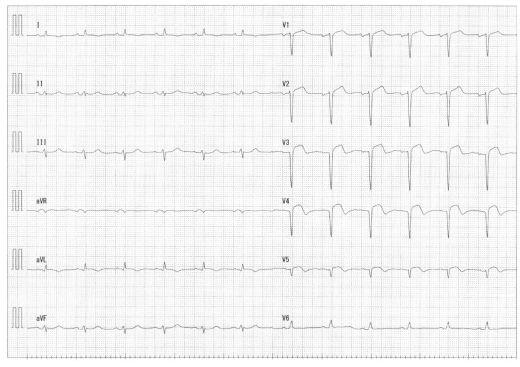

図3 ● 頻拍停止後の心電図

▶ 非発作時の心電図所見は？

心拍数は75回/分（RR＝0.80秒），洞調律です．P波はV1誘導で二相性を示し，後半の陰性成分が大きく，左房負荷所見です．PQ間隔は異常を認めず，QRS幅は98 msで正常範囲です．V1，V2誘導ではR波は小さく，V3〜V5ではQS型となっており（図4A ➡），異常Q波と考えられます．またV2〜V5でST上昇がみられます．V1〜V5のR波増高不良・異常Q波から広範前壁梗塞が考えられます．ST上昇は心筋梗塞急性期または慢性期の心室瘤が鑑別となります．この症例では心エコーにて左室前壁中隔から心尖部にかけて心室瘤（図4C ➡）を認め，冠動脈造影では前下行枝に慢性閉塞を認め，心室瘤を伴う陳旧性心筋梗塞でした（図4）．

● **左房負荷**：V1誘導は右房付近の興奮を表し，正常でも後半に小さい陰性波（V1誘導から左房へ逃げる成分）がみられます．左房負荷により，この後半の陰性波が拡大し，幅1 mm，深さ1 mmを超えると左房負荷と診断します（図4A，B○）．

診断 ▶ 陳旧性心筋梗塞に伴う心室頻拍

1）心室頻拍とは

心室頻拍は，心筋梗塞，心筋症などで心室内に線維化が生じ，線維組織間の残存心筋が電気的なリエントリー回路となり発生する心室不整脈です．規則的な幅の広いQRS波形の連続で，QRSの間にP波が見え隠れすることもあります（房室解離）．基礎疾患を伴うことが多く，発

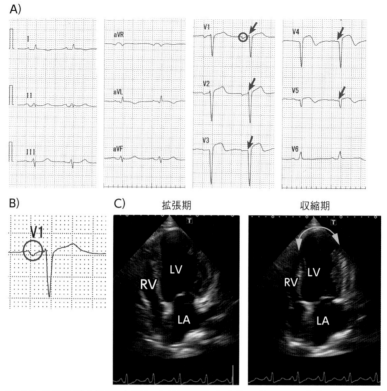

図4 ● 非発作時の心電図（A），V1誘導拡大（B）と心エコー（C）

洞調律，V1〜V2誘導のr波が小さく，V3〜V5ではQS型となっています（➡）．V2〜
V5では永続性のST上昇を示し，心エコーでは左室心尖部に心室瘤を認めました（⇨）．
LA：左房，LV：左室，RV：右室．

作時にめまい，前失神，失神を伴うこともしばしばみられます．急性虚血や心不全時，QT延
長症候群では，特定の電気的回路を有さず，心室局所からの早い興奮により発生する心室頻拍
の場合もあります（非リエントリー）．基礎疾患のない健常者に生じる心室頻拍も稀にみられ，
特発性心室頻拍といいます．

2）追加検査

心室頻拍は虚血性心疾患，電解質異常，心不全時に発生しやすく，血液生化学検査，心エ
コー，胸部X線写真は必須で，急性虚血が疑われる場合には冠動脈造影を行います．

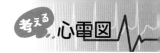

症例 2 　動悸症状で受診した17歳男性

【主訴】 動悸症状

【現病歴】 17歳男性．陸上部の大会で中距離走を走った後，30分しても動悸症状が改善せず，家族の車で救急外来を受診した．

【既往歴】 特記事項なし　　　　**【家族歴】** 特記事項なし

【救急外来搬送時バイタル】 血圧98/60 mmHg，呼吸数18回/分，脈拍数180回/分，SpO2 98％（室内気），体温36.7℃で，意識清明，運動後の動悸症状が持続しているような症状を訴えている．

救急外来受診時および頻拍停止後の心電図を図5に示す．頻拍停止後の胸部X線写真，心エコーでは異常を認めなかった．

▶ 心電図の所見・診断は何が考えられるか？

　救急外来受診時の心電図は心拍数180回/分，整の頻脈です．P波の有無ははっきりしません．QRS幅は131 msと軽度延長していますが，症例1よりもQRS幅が狭いです．QRS軸は左軸偏位，V1〜V4誘導で高いR波を認めます（図5A）．QRS幅はそれほど延長がみられず，バイタルも安定しており，発作性上室頻拍と考えられたため，ベラパミル5 mgを静注したところ頻拍停止しました．停止後の心電図は洞調律で78回/分，P波，QRS波，T波とも異常は認めません．

　発作時の心電図はV1誘導でR波が高く，"右脚ブロック型"波形を呈しています．右脚ブロックでありながら前胸部全体でR波高が高く，また著明な左軸偏位を認め，通常の右脚ブロックとは異なる波形で，発作性上室頻拍ではなく，心室頻拍の可能性が高いと考えられます．

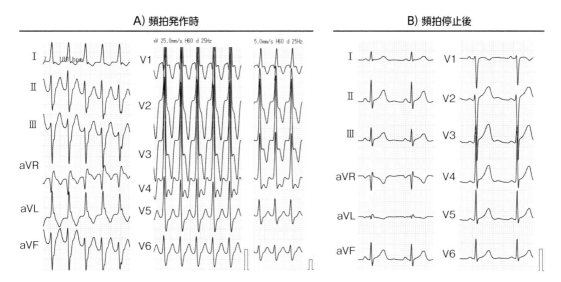

図5 ● 救急外来受診時の頻拍時（A），頻拍停止後（B）の心電図

この症例では明らかな基礎心疾患を認めず，頻拍時の自覚症状も強くない，左室起源特発性心室頻拍でした．もともとの心機能がよいため，頻拍中の血圧低下もなく，発作性上室頻拍と同程度の動悸症状ですむ場合が多いです．ほかの心室頻拍とは異なり，ベラパミルが有効であることから，ベラパミル感受性心室頻拍ともいいます．左室の刺激伝導系が頻拍回路となり発生することが知られており，カテーテル焼灼術で根治可能です．

診断 ▶ 左室起源特発性心室頻拍

鑑別診断

　　幅の広いQRS波形を呈する頻拍の鑑別診断としては、心室頻拍以外では左脚ないし右脚ブロック，WPW症候群が合併した上室頻拍（洞頻脈，上室頻拍，心房粗動，心房細動）があげられます．安静時のQRS波形が正常でも，頻拍になると一過性に脚ブロックを生じ，幅の広いQRS波形の頻拍となります（変行伝導）．心房細動の場合，頻拍時にはしばしばRR間隔が一見規則的に見えますが，長めに記録することでRR間隔の不整（絶対性不整脈）があることで鑑別となります．心房粗動では鋸歯状波，上室頻拍や洞頻拍ではP波とQRS波形が1：1で対応していることがわかります．しかしながら脚ブロックに合併した上室頻拍や心房粗動では心室頻拍との鑑別が難しいことも稀ではありません．この場合，上室頻拍の停止に用いるベラパミルやアデノシン三リン酸などを静注することで，頻拍の停止ないしRR間隔延長による心房粗動波の存在を確認することができます（WPW症候群に合併した心房細動では禁忌）．

幅の広いQRS波の頻拍の鑑別

　　頻拍時のQRS波形から心室頻拍かどうかの鑑別がある程度可能です（**表1，2**）．これは循環器専攻医レベルになりますが，心電図波形から心室頻拍が判別できることは知っておいてもよいと思います．

表1 ● 心室頻拍と確定できる所見

心室頻拍と診断可能な所見	
房室解離	RR間隔とPP間隔が異なる周期でみられる（RR間隔＜PP間隔）
心室捕捉	頻拍中に，心房からの興奮が心室に伝導し，洞調律と同じQRS波形が頻拍に入り込むが，頻拍は持続する
融合収縮	頻拍中に，心房からの興奮と頻拍の興奮が同時にQRS波形を形成する．波形は洞調律と頻拍の中間的波形となる

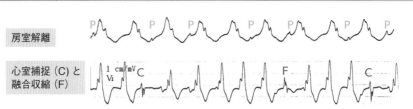

房室解離

心室捕捉（C）と融合収縮（F）

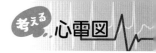

表2 ● 心室頻拍の可能性が高い所見

心室頻拍の可能性が高い波形		
電気軸の異常		頻拍のQRS軸が右上方（＋180°〜＋270°）：症例1
非常に幅の広いQRS波		QRS ＞ 160 ms
QRS起点〜S波間隔の延長		＞ 100 ms
S波のノッチ，スラー		S波内に棘波，切痕切痕（ノッチ），なだらかな段差（スラー）がみられる
通常の右脚ブロック，左脚ブロック波形と大きく異なる場合	QRS波の胸部誘導が全て同じ極性	V1〜V6が全てR波・Rs型，またはQS・rS型
	rabbit ear sign	V1QRS波形がR型，Rr'型，qR型（普通の右脚ブロックはrSR'型）

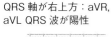

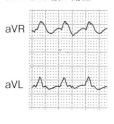

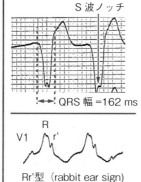

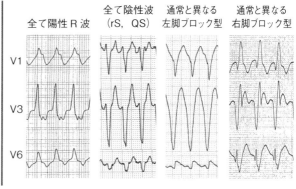

▶ おわりに

　心室頻拍は緊急疾患で急いで対処が必要な不整脈です．器質的心疾患を有することも多く，しばしば突然死の原因となるため，的確な処置，治療が必要です．脚ブロックやWPW症候群に合併した上室頻拍でも幅の広いQRS波形に頻拍発作となり，鑑別が難しい場合は心室頻拍に準ずる対処が必要となります．

◆ 参考文献

1）日本循環器学会，他：2022年改訂版 不整脈の診断とリスク評価に関するガイドライン．2022
https://www.j-circ.or.jp/cms/wp-content/uploads/2022/03/JCS2022_Takase.pdf（2023年5月閲覧）
2）「臨床循環器学」（伊藤 浩，坂田泰史/編），文光堂，2021
3）「Goldberger's Clinical Electrocardiography, 9th Edition」（Goldberger AL, et al, eds），Elsevier，2017

森田　宏
（Hiroshi Morita）
岡山大学学術研究院医歯薬学領域 先端循環器治療学
1992年岡山大学卒業，岡山大学病院，大阪市立総合医療センターで研修を行い，2004年から3年間，米国インディアナ大学クラナート心臓研究所に留学．2013年より現職．

杉山洋樹
（Hiroki Sugiyama）
岡山済生会総合病院 内科
1999年鳥取大学卒業
2015年より現職

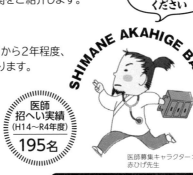
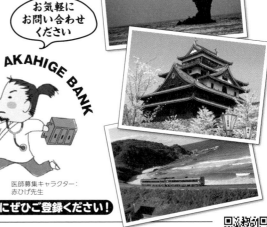
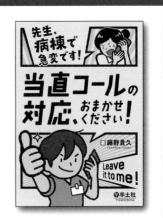

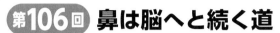

こんなにも面白い 医学の世界

からだのトリビア教えます

へぇそうなんだー

中尾篤典
（岡山大学医学部 救命救急・災害医学）

第106回 鼻は脳へと続く道

　皆さんご存知の「血液脳関門」は検問所のような役割をしていて，脳と血管の物質の行き来を管理しています．一方，鼻粘膜に存在する嗅神経は直接脳とつながっており，この鼻粘膜から脳への経路では検問にかかることなく，さまざまなタンパク質やウイルスが中枢神経系に入っていく近道になります．つまり，中枢神経への直接的な薬の投与経路として考えられるわけで，さかんに経鼻投与の研究が行われています．

　嗅神経はCOVID-19の原因ウイルスであるSARS-CoV-2が脳に到達する経路の1つとしても考えられています．COVID-19で死亡した33人の患者の鼻咽頭と脳を調べてみると，SARS-CoV-2スパイクタンパク質が鼻粘膜層内の細胞と嗅覚ニューロン，匂いや味覚の信号を受けとる脳領域でもみられ，SARS-CoV-2が嗅神経を介して中枢神経に侵入する可能性が示されました[1]．

　さらに，ブラジルにあるカンピーナス州立大学を中心とした研究チームは，COVID-19で死亡した患者26人の脳試料を分析し，SARS-CoV-2は脳内に存在するグリア細胞の1つであるAstrocyte（星状細胞）に感染していたことを突き止めました[2]．星状細胞はニューロンに栄養を供給してその機能を維持する重要な役割を果たしますが，SARS-CoV-2の感染により，嗅覚消失，味覚消失，頭痛，疲労，吐き気といった神経症状を引き起こし，うつ状態やいわゆる「霧がかかったような」といわれるLong COVIDの症状に深く関係しているのではないかといわれています．

　おもしろいことに，マウスの鼻腔に肺炎クラミジア（*Chlamydia pneumoniae*）という細菌を感染させてみたところ，鼻腔の粘膜が傷ついているマウスでは嗅神経を通じて脳にも感染が及ぶことがわかりました．さらに，肺炎クラミジアに感染したマウスの脳細胞は，感染症に反応してアミロイドβを放出し沈着させはじめたのです．アミロイドβというペプチドはご存知のようにアルツハイマー型認知症の原因になりますが，これは鼻から入った細菌がアルツハイマーを引き起こす可能性を示唆しています[3]．

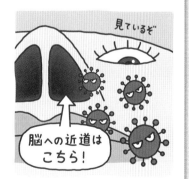

見ているぞ

脳への近道はこちら！

　このように，細菌やウイルスにとって鼻と脳をつなぐ嗅神経は，絶好の中枢神経への侵入経路となってしまっています．「鼻毛を抜くのはよくない」といわれますが，確かに鼻をほじったり鼻毛を抜いたりして鼻粘膜を傷つけると，それは脳を傷つけることにもつながるのです．

引用文献

1) Meinhardt J, et al：Olfactory transmucosal SARS-CoV-2 invasion as a port of central nervous system entry in individuals with COVID-19. Nat Neurosci, 24：168-175, 2021（PMID：33257876）
2) Crunfli F, et al：Morphological, cellular, and molecular basis of brain infection in COVID-19 patients. Proc Natl Acad Sci U S A, 119：e2200960119, 2022（PMID：35951647）
3) Chacko A, et al：*Chlamydia pneumoniae* can infect the central nervous system via the olfactory and trigeminal nerves and contributes to Alzheimer's disease risk. Sci Rep, 12：2759, 2022（PMID：35177758）

Step Beyond Resident

研修医は読まないで下さい!?

右下腹部痛の Myth Part5
～ACNES診断のキモ，Carnett徴候～

福井大学医学部附属病院総合診療部　林　寛之

NSAIDs でちらしたつもりでも，効いてないですから！

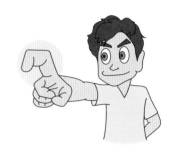

ACNES（anterior cutaneous nerve entrapment syndrome：前皮神経絞扼症候群）は案外よくある疾患なのに，大学では習う機会がほとんどなく，消化器内科の教科書にも整形外科の教科書にも載っていない．じゃ誰が診るの？…総診でしょ．みたいな感じになってしまっているとかいないとか．救急受診も多い疾患なので，救急の教科書にもぜひとも記載してほしいところだが，救急専門のテキストでもACNESはちょっと触れられている程度に過ぎない．

Carnett徴候を知ってはいるもののうまく診察できていない場面にもよく出くわす．ここはきっちりと地頭力を働かせて，しっかり診断できるようになろう．患者さんが腹筋に絶えず力を入れていて，ばっちりACNESと思ったのに，いや待てよ…お腹の力が抜けないなんておかしいだろ，と精査したら消化管穿孔だったこともある．消化管穿孔の痛みのため，常に腹筋に力を入れていたことで，ACNESも合併して，「動いたら痛む（痛みが強くなる）」と訴えてきた患者さんまでいたので，皆さん，騙されないようにしましょうね．

患者G　25歳　男性　　　　　　　　　　ACNES

患者Gが右側腹部〜下腹部の痛みを訴えて，夜間救急を受診してきた．動くと痛いが，じっとしていても痛いという．痛みは昨日からときどきあったものの，ひと晩寝たら今朝は治っていたため，会社に行った．しかし会社にいるころから徐々に腹痛が悪化し，不安になって夕方同僚に連れられ救急を受診した．食欲はしっかりあり，嘔気・嘔吐はない．子どものころからときどき腹痛があり，検査したが異常は指摘されなかったという．

バイタルサインは正常で，研修医Sが普通に診察するも，右下腹部の軽度の圧痛以外特に所見を見出せなかった．陰嚢圧痛もなし．超音波をしても水腎症もなく，血液検査も異常がなかった．思い出したように，Carnett徴候を調べてみたが，イマイチだった．

上級医Hにコンサルトしたところ，『やっぱり病歴！』と念を押された．実は患者Gは新しい職場に移ったばかりで，ここ1週間は社員研修を受けていたという．新入社員は彼1人だけで，正面と右側にある2つのモニターに向かい合いながら，WEB講習をずっと受けて

いた．特に右のモニターを向くときに腹痛が強くなったのを思い出した．

　上級医 H が Carnett 徴候を調べると，ビンゴ！ 激痛が誘発された．さらに LACNES（lateral cutaneous nerve entrapment syndrome：外側皮神経絞扼症候群）の圧痛点も見つけ出し，神経ブロックでものの見事に痛みが消えた．

研修医 S

「アレ？ 私も Carnett 徴候調べたんですけど，全然痛がらなくって，どうして H 先生がやったら痛みが誘発されたんですか？」

身体所見のキモ

　わかっちゃいるけど，うまくできないのが Carnett 徴候なんだ．患者に**腹筋にしっかり力を入れてもらいつつ，ピンポイントで（指先をかぎ状にして）圧痛を確認する**のがコツだ．Carnett 徴候の感度は 87 〜 97 ％であるが，きちんと触らないとわかんないぞ〜♪

1）Carnett 徴候を体得しよう

　Carnett らの報告は実に 1926 年（Surg Gyn Obstet, 42：625-632, 1926）と古いものであるが，教科書にもあまり載っておらず，大学でも教えられず，豆知識のように指導医から伝授されているだけなんだ．診断がつかない腹痛の 30 ％を占めるのではないかという（Am J Surg, 198：129-134, 2009／Hernia, 22：507-516, 2018）．

① まず腹筋を緩めた状態で触診

　患者に頭を下げてもらい（枕をとる），膝は立てて，「はぁ〜」と大きく息を吐いて腹筋をなるべく緩めてもらう．その状態で腹部を検者の指腹で触診していく（図1）．腹壁は緩んでいるので，この状態では腹壁痛は誘発されないことを確認する（Carnett 徴候陰性）．痛くない手技から行うのが原則であり，まず腹筋を緩めたら圧痛がない，もしくは軽度であることを確認することが大事なんだ．

② 腹筋に力を入れた状態を保ちつつ，腹直筋外縁よりやや内側を触診

　オリジナルの Carnett 徴候では患者に頭を上げてもらい，腹筋に力を入れてもらう．その状態で，検者は**指をかぎ状にして指尖で（指先程度の狭い範囲で），腹直筋外縁よりやや内側**（腹

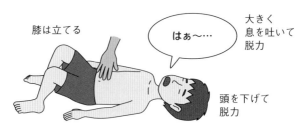

膝は立てる

はぁ〜…

大きく
息を吐いて
脱力

頭を下げて
脱力

図1　まずは腹筋を緩めて触診

直筋の外側1/3付近）を押す（図2, 3）．激痛が誘発されたら，Carnett徴候陽性と判断し，ACNESと診断できる．指の形が「カギ」なんだよ，かぎ状だけに…（笑）．ピンポイントに押さないと見逃すよ．

実は頭を上げると上部の腹筋（臍より上）により力が加わり，頻度の高い下部腹筋に加わる力は案外弱いことがある．ACNESはTh10やTh11の頻度が高いのだから，下部腹筋に力を入れさせないと意味がないじゃないか．そんなときは，**むしろ患者さんに両下肢を挙上してもらうといい**．ホラ，下っ腹のポッコリ解消にはこの運動がいいってみんな知ってるでしょ？**両下肢を上げてもらいながら触診する方がよりうまく圧痛点を見つけられる**．そこはDr.林の『欲張り』法（図4）．欲張って，頭部を挙上しつつ両下肢も挙上してもらえば，腹筋全体に力が入り，広い範囲でCarnett徴候を見つけられて，完璧！高齢者だとこの姿勢は「プルプル」してきて結構つらいので，上部・下部腹筋に別々に力を入れてもらって（頭部挙上・両下肢挙上を分けて行う）診察する方がいいかな．

> **Carnett徴候成功のカギ！**
> - 指をかぎ状にして指尖でピンポイントに圧痛点を探す
> - 頭部挙上＝上部腹筋，両下肢挙上＝下部腹筋　力を入れる場所を考慮せよ

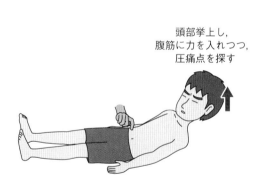

頭部挙上し，腹筋に力を入れつつ，圧痛点を探す

図2　オリジナルのCarnett徴候

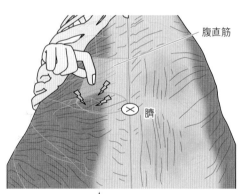

腹直筋

圧痛ポイント

図3　Carnett徴候の確認位置
腹直筋外縁よりやや内側をかぎ状に曲げた指尖でピンポイントに押して，圧痛を誘発する．

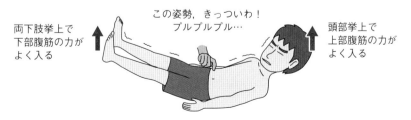

両下肢挙上で下部腹筋の力がよく入る

この姿勢，きっついわ！プルプルプル…

頭部挙上で上部腹筋の力がよく入る

図4　Dr.林の『欲張り』法
頭部挙上（上部腹筋）＋両下肢挙上（下部腹筋）でばっちり腹直筋全体に力が入り，Carnett徴候を見つけやすくなる．

③ 圧痛部位の同定および注意点

　圧痛部位は均等に分布しないこともある．それは前皮神経が分枝して筋肉内に分布しているため，絞扼する場所が必ずしも均等分布していないからなんだ．臍の高さならTh10，鼠径部がTh12としたらその間はTh11となるが，少しずれてくることもあるため，丁寧に腹直筋外縁からやや内側（腹直筋の外側1/3）を押していくしかないんだ．腹筋上部ならTh7まであるので，デルマトームを意識して診察しよう．ACNESでは腹筋を緩めて触ると全然痛みがなく（または非常に軽度），Carnett徴候ではじめて圧痛点（激痛）が見つかることもよくある．

④ Carnett徴候の落とし穴…陽性でもちょっと待った！

　腹筋を使う仕事をした後にはCarnett徴候が陽性になることなんてよくある．したがって，いくらCarnett徴候が陽性であったとしても，腹筋が緩んでいるときの圧痛がある場合は，内臓疾患を必ず除外しないといけない．腹壁痛に飛びつくのはいただけない．

　もし腹筋が硬すぎる場合・緩められない場合は，絶対腹腔内で炎症が起こっているものと疑うべし．腹筋を緩められないのは絶対におかしい．無意識に腹筋に力を入れることで，腹腔内臓器を押されて痛みが出るのを防いでいるんだ．憩室炎の患者が痛みをこらえるために腹筋に力を入れて過ごし，ACNESを合併した例もある．お腹の筋肉を緩められない場合は要注意．絶対お腹の中に何かある！

　腹部内臓疾患ではCarnett徴候は陰性になるが，心因性腹痛ではなんとCarnett徴候が陽性になってくる…うむむ．Carnett徴候が陽性で神経ブロックが効けばいいが，全然効かないという場合は心因性腹痛も鑑別にあげた方がいいかもね．

2）LACNES，POCNESのCarnett徴候

　LACNESやPOCNES（posterior cutaneous nerve entrapment syndrome：後皮神経絞扼症候群）でのCarnett徴候について正式な方法はあまり記載がないが，筆者は「マーメイド徴候（LACNES，図5）」，「バタフライ徴候（POCNES，図6）」なんて勝手に呼んで，側腹筋や背筋に力を入れてもらいつつ，ピンポイントで圧痛点を探している．それもやみくもに触診するのではなく，Th10やTh11のそこはかとなく斜めにやってくる走行を意識して圧痛点を探

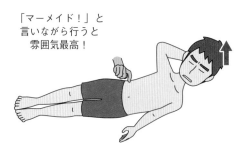

「マーメイド！」と
言いながら行うと
雰囲気最高！

側臥位で横エビ反りしてもらいつつ，
圧痛点を探す

図5　マーメイド徴候（LACNES）

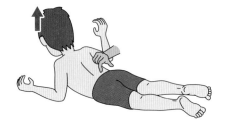

腹臥位でエビ反りしてもらいつつ，圧痛点を探す

図6　バタフライ徴候（POCNES）

していくんだ．LACNESもPOCNESも，非常に狭い範囲（直径1〜2cm）で圧痛点を認め，痛みを訴える割に患者の動きがよい印象がある．筋骨格が悪いわけではないので，同部位に力が入りさえしなければ普通に動けるんだ．POCNESはほとんどTh11またはTh12の肋間神経の圧痛になるので，肋骨脊柱角の近くで，脊柱より3〜5cm外側に圧痛点を認める．

3) ACNES・LACNES・POCNESの神経所見

いずれも皮神経の神経絞扼障害であるため，感覚鈍麻・過敏，パレステジアなどが生じうる．綿棒やアルコール綿で触って，感覚鈍麻，温痛覚鈍麻（78〜87%）を認めることがある．また，軽くつまんだだけなのに，痛みが増幅されて異様に痛がることがある（ピンチサイン，78〜89%）．

身体所見のキモについて表1・図7にまとめたので見ておいてね．

表1　身体所見のキモ

Carnett徴候	ACNES	腹筋に力を入れてもらって診察．腹筋に力を入れた状態（頭をあげてもらう．できれば両下肢もあげてもらう）で，腹直筋外縁やや内側（1/3）をピンポイント（指尖）で圧迫したときに激痛が誘発される（Carnett徴候陽性）．腹筋を緩めた状態で，指腹でゆっくり圧迫しても痛みは出ないことも確認すべし．
	LACNES	側腹部に力を入れてもらう．側臥位になってU字に反ってもらいながら，側腹部の圧痛点（指先程度の狭い範囲）を探す（マーメイド徴候）．
	POCNES	背筋に力を入れてもらう．腹臥位になって背筋に力を入れてエビ反りしてもらう．その状態で背部（肋骨脊柱角近位で探すのがコツ）のピンポイントの圧痛点を探す（バタフライ徴候）．
感覚鈍麻・低下		綿棒やアルコール綿で触ったとき，疼痛部位に一致した狭い範囲の皮膚感覚が鈍くなっている．
ピンチサイン		疼痛部に一致した皮膚を指先でつまむと，むしろ痛みに過敏になっている．

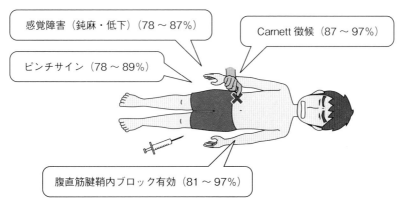

図7　ACNESの身体所見

感覚障害（鈍麻・低下）（78〜87%）

Carnett徴候（87〜97%）

ピンチサイン（78〜89%）

腹直筋腱鞘内ブロック有効（81〜97%）

ACNES・LACNES・POCNESの治療のキモ

1) 飲み薬はイマイチ

動くと痛いのなら，NSAIDsでいいでしょと思ったら大間違い．単なる筋骨格性の痛みとは異なるため，残念ながら，**ACNESにはNSAIDsは全く効果がない**．病理的には炎症所見は認めず，神経圧迫によるものと推測されている．神経障害性疼痛薬（プレガバリン，ガバペンチン，アミトリプチリン）は一定の効果は期待できるという報告もあるが，経口薬は無効とする報告が多い．

2) 腹直筋腱鞘内ブロック：できるようにしておきたい！

診断的治療を兼ねて，腹直筋腱鞘内ブロックが有効だ．盲目的に注射するのはおすすめではなく，超音波下で正確に腹直筋腱鞘内に注射すべきだ．

初回では98％が有効である．超音波下に1％リドカイン4〜10 mLを局注し，50％以上の痛みの軽減があれば有効と判断している．必要に応じてメチルプレドニゾロン40 mgを加えるとする報告も多いが，Molらの研究ではステロイドの追加投与の優位性は示されなかった．筆者はリドカインではなく，効果発現は遅いものの比較的副作用も少なく持続時間の長い0.375〜0.75％ロピバカイン（6〜12時間有効）を使っている．

神経ブロックで1/3はそのまま治ってしまう．2/3は痛みが再発するが，局所麻酔は一時的に痛みをとるだけではなく，痛みの悪循環を断ち切ることで，痛みが再発した場合でも最初ほどは痛くならない（pain gate theory）．1〜7回くらい注射をしてよくなる例が多い．

超音波下ブロックの成功の秘訣は，①疼痛部位の同定，②配置決め，③テクニックにつきる．

① 疼痛部位をCarnett徴候で正確に同定する

ブロックする神経がずれていたのでは目もあてられない．一番痛いところを丁寧に同定して印をつけておこう．エコーで痛みの部位を探すと，慢性経過の場合，腹直筋腱鞘内が白くなって固くなっているのが見えることがある．

② 目線，穿刺部位，超音波モニターを一直線上に配置する

ベッドの対側に超音波モニターを配置し，ベッドの高さを高めに調整して，術者の目線が上下にぶれないように気をつける（図8）．エコープローブに直接ポビドンヨード（イソジン®）を塗ると，プローブの基剤が溶けてしまうため，直接イソジン®を塗ってはいけない．もちろん高価なプローブカバーを使ってもよいが，簡易手袋の指を折り曲げてその中にゼリーを10〜15 mLほど入れ，そこにリニアプローブを入れて，手元をテープで止めれば，はい簡易プローブカバーつきエコーのできあがり．皮膚を十分アルコールで消毒後，たっぷりイソジン®を塗り，プローブの入った手袋の上からもイソジン®を塗れば，超音波下で清潔操作ができる．そもそもプローブで観察している部位より2 cmほど手前から穿刺するの

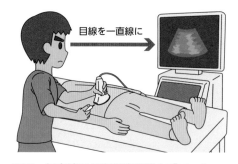

図8　超音波下の腹直筋腱鞘内ブロック
目線，穿刺部位，超音波モニターは一直線に．

で，穿刺部位をしっかり消毒しておけば汚染する危険はない．

　十分にイソジン®でプローブカバーを濡らしてから，エコープローブを水平に置き，腹直筋を同定する．腹直筋の外側1/3付近に局所麻酔を注射すればよい．

③ テクニック：平行法による穿刺

　穿刺部位はエコープローブの正確な中心から手前に約2 cm離れた部位とする．エコープローブのすぐ近くから穿刺すると，穿刺角度が大きくなって，超音波で針先を追うのが困難になる．超音波は音の反射を見ているので，プローブに対して平行に穿刺すればするほど，針先は見えやすくなるんだ．だからあえて少し離れた部位を穿刺部位とする．

　まず27 G針で局所麻酔を約0.2 mLほどゆっくり皮内注射して5 mm大の膨疹をつくると痛みのない手技になる．最初の皮内注射が速いととても痛い．皮下には局所麻酔は入れなくていい．コツは針のベベルを下に向けること．そうすると皮内に入りやすい．フッフッフ，知らなかったでしょ．

　続いて，23Gのカテラン針を注射器につないで，穿刺する．**プローブの下をくぐった位置からはやや速めに針を進めると，組織の歪みの程度から針先を同定しやすい**．ビビッて針を進める速度が遅いと針先がどこにあるのか見逃しやすい．針を進める深さと速度は慣れが必要．

　エコープローブは比較的厚く見えるが，実際に映し出している画像はたった幅1 mmしかない（図9）．したがって**エコープローブの中心線から針が少しでもはずれると針先を見失う**．穿刺方向がプローブに対して平行であり続けるよう，位置決め，目線を調節したのだから，脇を絞めて，針を進める方向を穿刺前にしっかり頭のなかでシミュレーションしておくといい．針先が見えなくなってもあわてず，プローブを左右にswingして針先を探せばいい．針先を細かく揺らすと針先がわかりやすい．どうしても見えにくいときは，プローブを180°反転させて再試行すると見えることがある．構造上左右反転して意味があるかどうかは疑問だが，経験則上案外いける．このときは穿刺方向も反転するので頭の切り替えが必要だよ．

　逆血のないことを確認してから注射すれば，超音波下に薬液が拡がっていくのが見える．シリンジを押す際に変に横に力を入れないこと．皮膚より上に出ている針が横や下や上にカーブを描いていたら，横に余計な力が入っているということ．注射器はしっかり固定してまっすぐに保つべし．初学者は緊張するととんでもない方向に針が曲がっていることがあるもんねぇ．

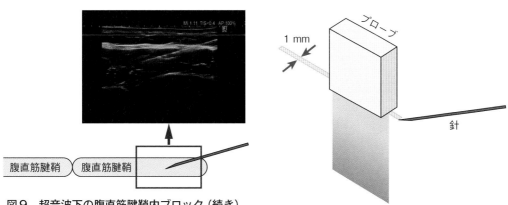

図9　超音波下の腹直筋腱鞘内ブロック（続き）
針の進行を描出できる超音波画像の幅は1 mmだけなので，絶対にプローブの中心線を外さないように穿刺する必要あり．

3）その他の神経ブロック

ACNESの範囲が広い場合，難治性ACNESの場合などは，TAPブロック（transversus abdominis plane：腹横筋膜面ブロック）のよい適応だ．側腹部の中腋窩線上で腹横筋の前面に薬液を拡げる後方TAPブロックと，前方の肋骨弓下で腹横筋前に薬液を広げる肋骨弓下TAPブロックがある．薄めた局所麻酔を20～30 mL投与しよう．量が増えるので局所麻酔中毒にならない量を設定する必要がある．Th7～Th12（厳密にはTh6～L1）までの脊髄神経を麻酔できる．

4）神経切除術

局所麻酔が無効な場合は神経切除術を考慮する．**神経切除術の成功率は報告によって71～100％とバラバラなんだ**．せっかく手術したのに，無効または再発なんて….ACNESは異なる場所にも起こりやすく，必ずしも同じ場所の再発とは限らないから判断がややこしい．生活様式・仕事，外傷，術後，妊娠，スポーツなどなかなか簡単に変えられない原因もある．患者さんの職業が関係していたら，転職しない限り再発しやすいのは当然といえば当然なんだよね．内視鏡でACNES発症なんて報告もある（Endosc Int Open, 10：E544-E548, 2022）．手術無効例は，腹直筋腱鞘の前面ではなく，側面や後面で絞扼されていたり，絞扼されている神経がきちんと同定されていなかったりしている．

腹腔鏡下で神経焼灼を行ったという報告もある．手術の成功率は100％ではないので，まずは複数回神経ブロックを試してから手術を考慮すべきだ．この手術手技に慣れた医者を探すのって案外難しいかもね．

5）その他の治療

腹腔鏡下で腹腔内にメッシュを貼りつけて圧を分散させる方法や，ラジオ波焼灼療法も試みられている．経皮的に電気刺激を与えて疼痛閾値を上げる方法も理論的には効果がありそうだが，まだエビデンスはない．ボツリヌス注射なども考えられている．

基本的に神経痛なので，風呂に入ってマッサージしたり，カイロで温めたりすると楽になる．皮膚の電気刺激も痛みの閾値が上がるので効果が期待できるかもしれない．

 研修医S
「ACNESがわかればもう腹壁痛もコワくないんですよね♪」

 ## 腹壁由来の腹痛　key point！

いやいやそんなに甘くはないんだよ．ACNESの59％は右下腹部痛を訴えて来院するので，常に虫垂炎や，精巣捻転，尿管結石，憩室炎，婦人科疾患（異所性妊娠，卵巣捻転，卵巣出血，骨盤内感染症）などは考慮しないといけない．それにACNES以外にも腹壁由来の疼痛をきたす疾患はあるので，鑑別できるようになりたい（表2）．疾患を知っていれば，正しい病歴がとれるんだから，しっかり覚えておこう！

表2　その他の腹壁痛

剣状突起痛：Xiphoid 症候群

　胸骨の剣状突起に痛みを伴う腫れと不快感を生じる疾患．ハードな肉体労働をしている人や妊娠歴がある人にみられることが多い．前傾姿勢で剣状突起が炎症を起こすイメージだ．前胸壁に持続的な圧力や摩擦がかかる場合などに生じる．X線写真で剣状突起が突出していることがある．剣状突起を触診して激痛が誘発されれば診断できる．対症療法，鎮痛薬，生活様式の変更で自然軽快することが多い．

肋骨すべり症候群：slipping rib syndrome

　中高年に多いものの，年齢を問わずに発症する．肋軟骨先端の過剰運動が原因となる．肋軟骨が骨折すると癒合しにくいため，何かの拍子に体をひねり再発することもある．体を大きく左右に捻りまくって行う現代舞踊にはまった若者がまさにこの疾患になったなぁ．胸骨に固定されていない第10肋骨に最も多く，次いで第8，9肋骨に発生する．Foleyらによると，ランニング，ボート漕ぎ，ラクロス，フィールドホッケーなどの活動との関連性が高い．肋軟骨をつかんでぐいっと動かす（Hookテスト）ことで激痛が誘発される．バストバンドで固定し安静にして治るのを待つ．再発はしやすいけどね．

---

rib on pelvis 症候群

　高齢者の脊椎圧迫骨折後に脊椎が後弯することで，胸郭が骨盤に物理的に衝突して痛みが出る．肋骨弓と骨盤の腸骨稜がくっついている高齢者ってよく見かけるでしょ？立位・前傾姿勢で痛みが悪化する．仰臥位にして触診しても見逃してしまう．しっかり肋骨弓やや外側の下に指を入れるつもりでグイッと押してやると激痛が誘発される．理学療法で姿勢に気をつけるなどで改善する．コルセットで腰を伸ばすといいけど，今度はコルセットが脇に当たって痛いからイヤという人が多いよねぇ．

腹直筋裂傷・血腫

　裂傷はスポーツ選手に多い．血腫は，腹腔鏡術後にもみられる．保存的療法で軽快することが多い．

腹直筋恥骨結合付着部炎

　恥骨結合部や腹直筋恥骨結合部の圧痛の有無で診断する．恥骨結合の上縁を触れるように指をすべりこませて触診しないと圧痛は誘発されないので注意しよう．普段腹筋を使わない人が，立ったり座ったりをくり返すと発症する．

腸骨鼠径神経絞扼障害，腸骨下腹神経絞扼障害

　鼠径部や恥骨付近に痛みを呈する．腸骨下腹神経や腸骨鼠径神経の前皮枝（L1）のACNESのようなもの．Carnett徴候陽性となる．

腹壁子宮内膜症

　全子宮内膜症の1.9～2.6％と比較的稀な疾患．帝王切開など婦人科手術の既往がある方に多いが，20％は手術歴がない．月経困難症を伴わない限局性周期性腹痛と開腹手術の既往歴が，診断精度の非常に高い独立した危険因子である．外科的切除が第一選択である．

尿膜管遺残症

　尿膜管は胎生期に臍と膀胱頂部を交通する構造物である．胎生8週頃に閉鎖し，膀胱の下垂とともに正中臍靭帯となるが，閉鎖せず遺残してしまうものが尿膜管遺残である．成人の2％に認められ，決して少なくない．感染を起こすと，腹痛の原因となることがある．超音波で尿膜管遺残を同定し，同部位の圧痛を確認する．

帯状疱疹

　神経走行に沿ったチリチリピリピリした痛みを呈する．患者さんが，湿布かぶれと勘違いすることもある．集簇性の水疱を伴う皮疹を認めれば診断は難しくない．内臓播種性帯状疱疹では内臓病変に起因する激しい腹痛を呈することがある．内臓播種性水痘・帯状疱疹ウイルス感染症は82～100％の症例で，急性の激しい腹痛を伴って発症し，初期には特徴的な発疹がみられないため，急性腹症と誤診される可能性がある．免疫不全の患者に多いが，免疫不全のない人でも起こりうる．

　全く皮疹の出ない zoster sine herpete という病態もあり，神経痛を示唆する焼けるような痛みを訴える場合は，唾液や髄液の帯状疱疹DNA検査が有用である（Clin Infect Dis, 61：536-544, 2015）．皮疹発症より48時間以内に抗ウイルス薬の投与を行う．治療が遅れると，帯状疱疹後神経痛を長期にわたり引きずるので，見逃さないように鑑別にあげよう．

Check ! *文献*

1) Markus J, et al：Treatment strategies for anterior cutaneous nerve entrapment syndrome in children：A systematic review. J Pediatr Surg, 56：605-613, 2021（PMID：32553455）
   ↑**必読文献**. 小児のACNES治療に関する6つの論文のシステムレビュー. 局所麻酔による局注の有効性はばらつきが大きく38〜87％であった. 98％は初回で効果を認めるが, 再発も多く, 1〜7回注射をしている. 前皮神経切除術（日帰り手術）の成功率は86〜100％であった. 78％の患者は術後痛みはよくなるものの, 体を動かした際に痛みが出ることがあるという. 8〜42％が再発するというが, ACNESも, 同じ部位の痛みでACNESでないものも含まれているので, 直接の再発とは言い切れないんだ.

2) Mol FMU, et al：Adding steroids to lidocaine in a therapeutic injection regimen for patients with abdominal pain due to anterior cutaneous nerve entrapment syndrome（ACNES）：a single blinded randomized clinical trial. Scand J Pain, 18：505-512, 2018（PMID：29794268）
   ↑単施設研究. リドカインのみ群（68例）とリドカイン＋メチルプレドニゾロン局注群（68例）に分けて隔週3回注射し比較検討. 両群間では効果に差は認めなかった. 局所麻酔を打つことで, 20％に長期緩和を得られた.

3) Chrona E, et al：Anterior cutaneous nerve entrapment syndrome：management challenges. J Pain Res, 10：145-156, 2017（PMID：28144159）
   ↑**必読文献**. 17の論文のレビュー. ACNESは機械的な絞扼による神経痛であるため, 多くの飲み薬（NSAIDs, アセトアミノフェン, トラマドール, オピオイド, ガバペンチン, 抗うつ薬, プレガバリン）はあまり効果がない. プレガバリンが一定の効果を示したという報告もある. 超音波下の神経ブロックが有用である報告が多い. 無効例には神経切除術を行うも, 成功率は100％ではない. その他, 腹腔鏡下での腹腔内メッシュ貼付, ラジオ波焼灼術, アルコールやフェノールによる神経融解療法, 電気刺激法, ボツリヌス注射などいろいろ考案されているものの, 標準的治療にはなっていない.

4) Habl M, et al：Management of chronic abdominal wall pain：A one-year study. Med J Viral Hepatitis, 5：33-40, 2020
   ↑エジプトの単施設消化器内科受診例の観察研究. CAWPスコア（慢性腹壁痛スコア）10点以上のうち30.6％に慢性腹壁痛を認めた. 76％が女性で, 48.1％は右上腹部痛を訴え, 胆嚢炎, 消化性潰瘍, 過敏性腸症候群と誤診されることが多かった. 平均9カ月の診断遅れを認めた. 94.4％は神経障害性疼痛薬（プレガバリン, ガバペンチン, アミトリプチリン）に反応し, 5.6％は局所麻酔に反応した. ほかの報告と比べ, 疼痛部位が明らかに上の方であり, 治療に対する反応も良すぎている. 患者の選択バイアスが関係しているように思える.

5) Markus J, et al：Histopathologic examination of resected nerves from children with anterior cutaneous nerve entrapment syndrome：Clues for pathogenesis? J Pediatr Surg, 55：2783-2786, 2020（PMID：32156426）
   ↑7例の小児ACNESに対して神経切除術を施行し病理所見を検討. ACNESの痛みは炎症や感染ではなく, 神経圧迫によるものと推察.

6) Tsuchida T, et al：Nerve Identification Procedures Are Necessary for Complete Recovery From Recurrent Cases of Anterior Cutaneous Nerve Entrapment Syndrome：A Case Report. Cureus, 14：e26497, 2022（PMID：35923491）
   ↑かなり重症のACNES患者の手術3回（腹直筋切除を2回, 腹腔内手術で神経焼灼）を乗り越えて, TAPブロックなど神経ブロックも加え, Th10を丁寧に切除してようやく除痛を得られたという症例報告. 腹直筋腱鞘の前面と後面での神経走行, および腹横筋前面での神経走行に関する考察が興味深い.

7) Takada T, et al：Diagnostic usefulness of Carnett's test in psychogenic abdominal pain. Intern Med, 50：213-217, 2011（PMID：21297322）

↑圧痛を伴う腹痛患者130人に対して，医師2名のうち1名はCarnett徴候と病歴で，もう1名はCarnett徴候のみで診察した．最終的診断は心因性腹痛22人，腹壁痛19人，腹部内臓疾患62人であった．Carnett徴候は心因性腹痛と腹壁痛で陽性，腹部内臓疾患では陰性であった．心因性腹痛のCarnett徴候の陽性尤度比は2.91，陰性尤度比は0.19．腹壁痛のCarnett徴候の陽性尤度比は2.62，陰性尤度比は0.23であった．

8) van Assen T, et al：Incidence of abdominal pain due to the anterior cutaneous nerve entrapment syndrome in an emergency department. Scand J Trauma Resusc Emerg Med, 23：19, 2015（PMID：25887961）

↑Carnett徴候で指先程度の狭い範囲（＜2 cm^2）に最大圧痛を認め，皮膚の知覚異常所見（ピンチサイン，感覚鈍麻）があればACNESと診断できる．オランダの病院で救急に来院する腹痛のうち約2％がACNESであった．興味深いのはACNES患者の59％（52人）が右下腹部痛を訴えていること．救急だったら，常に虫垂炎を疑うから，誤診しちゃうのかねぇ．このオランダの病院はACNES診療に慣れているので，そうでない施設は『ACNESなんて稀だよ』と言いかねないのが怖いところ．右下腹部痛を訴える場合が59％と最も多いので，虫垂炎と誤解されやすいんだ．その他の疼痛部位は左下腹部痛（19％），右上腹部痛（15％），左上腹部痛（5.7％），両側下腹部痛（1％）であった．88例全例でトリガーポイントを認め，Carnett徴候陽性（93％），感覚障害（87％），ピンチテスト（88％）が多くみられた．

9) Mol FMU, et al：Characteristics of 1116 Consecutive Patients Diagnosed With Anterior Cutaneous Nerve Entrapment Syndrome（ACNES）. Ann Surg, 273：373-378, 2021（PMID：30817351）

↑ACNES疑い患者1,116人の観察研究．感覚障害（78％），ピンチサイン陽性（78％），Carnett徴候陽性（87％），腹直筋腱鞘内ブロックに対する陽性反応（50％以上の疼痛軽減：81％）の4つの症状を認めた．若年〜中年の女性に多く，BMIは正常が多かった．突然発症（53％）または緩徐発症（42％）の腹痛を主訴に来院し，重度の慢性腹痛（NRS 6〜8）を呈した．ACNESの診断に至るまで平均18カ月と，医師の診断が大幅に遅れた後にはじめて診断されることも多い．NRSは最大8/10，普通にしていても6/10くらい痛いという．手術の成功率は1回目72％，2回目61％，3回以上68％という．

10) Siawash M, et al：Diagnostic characteristics of anterior cutaneous nerve entrapment syndrome in childhood. Eur J Pediatr, 177：835-839, 2018（PMID：29516161）

↑71例の小児ACNES（平均15歳）の検討．腹痛は結構強く訴えることが多く〔NRSで8（6〜9）〕，刺すような焼けるような疼痛（84％），表在性疼痛（88％），動くと悪化（91％），常に腹部の一定の場所が痛む（97％）などがみられた．狭い疼痛部位の皮膚において，感覚鈍麻・低下（87％），ピンチサイン（89％）．Carnett徴候陽性（97％），腹直筋腱鞘内神経ブロック有効（97％）が多いという．

11) Baciarello M, et al：Transversus Abdominis Plane Block for the Diagnosis and Treatment of Chronic Abdominal Wall Pain Following Surgery：A Case Series. Pain Pract, 18：109-117, 2018（PMID：28294508）

↑術後慢性腹壁痛を訴える5例に対するTAPブロックの有効性を検証．局所麻酔とステロイドを注射し，カテーテルで持続投与も行っている．4例は比較的長期に有効性を示すことができた．1例は局所麻酔中毒症状を呈し，拮抗薬が使われている．

12) Maatman RC, et al：Lateral Cutaneous Nerve Entrapment Syndrome（LACNES）：A previously unrecognized cause of intractable flank pain. Scand J Pain, 17：211-217, 2017（PMID：29111493）

　↑30人のLACNES患者の検討．局所麻酔で50％以上痛みが引いたものを有効とした場合，初回の注射で83％が有効であった．16人は局所麻酔をくり返し有効であった（7人は痛みが消失）が，14人は手術またはほかの治療を行った．

13) Boelens OB, et al：Management of anterior cutaneous nerve entrapment syndrome in a cohort of 139 patients. Ann Surg, 254：1054-1058, 2011（PMID：21881494）

　↑139人のACNESのコホート研究．1回目の神経ブロックで効果を認めたのは81％．33％は1回の注射で治ってしまった．半数の69人が神経切除術を施行し，71％の成功率であった．

14) Tanizaki R & Takemura Y：Anterior cutaneous nerve entrapment syndrome with pain present only during Carnett's sign testing：a case report. BMC Res Notes, 10：503, 2017（PMID：29020997）

　↑Carnett徴候が唯一の所見だったという症例報告．普通に触診しても圧痛を認めなかったという例は案外多い．

15) Maatman RC, et al：Chronic localized back pain due to entrapment of cutaneous branches of posterior rami of the thoracic nerves（POCNES）：a case series on diagnosis and management. J Pain Res, 12：715-723, 2019（PMID：30863144）

　↑14例のPOCNES症例の検討．81％において神経ブロックが有効であった．1人は神経ブロックをくり返して改善した．11人が神経切除術を希望し，64％に有効であった．

16) Armstrong LB, et al：Neurectomy for anterior cutaneous nerve entrapment syndrome in children. J Pediatr Surg, 53：1547-1549, 2018（PMID：29321104）

　↑神経切除術を施行した小児ACNES 26症例の検討．1人の外科医が手術をしているので手技によるバイアスは排除されている．89％は除痛を得られ（58％は長期疼痛なし，31％は軽度疼痛再発），11％は同程度の疼痛が再発した．

17) Mol FMU, et al：Factors predicting outcome after anterior neurectomy in patients with chronic abdominal pain due to anterior cutaneous nerve entrapment syndrome（ACNES）. Surgery, 165：417-422, 2019（PMID：30249434）

　↑495人のACNES患者で神経切除術が不成功（術後2カ月時点で疼痛軽減＜50％）の場合の要因を調査．鎮痛薬使用（OR 1.84），腹部手術既往（OR 1.85），傍脊柱圧痛点あり（OR 2.58），腹直筋腱鞘ブロック無効（OR 3.74）などの傾向がみられたが，AUCは0.64程度なので，大して予想には役に立たないかも．

No way！ アソー！ モジモジ君の言い訳　～そんな言い訳聞き苦しいよ！ No more excuse！ No way！ アソー（Ass hole）！

×「Carnett徴候陰性なんですよ～」

→指の腹で押さえても痛みは誘発できないよ．指尖で押さえないとダメ．さらに患者さんの腹筋に十分力が入っていない場合は，ダメ．そんなときは下肢を上げてもらおう．

×「尿管結石っぽいんですけど，CTでは問題ないんですよ」

→Carnett徴候の変法・マーメイド徴候を調べたら陽性だったよ．これはLACNESだね．触診法を工夫しないといけないんだ．

×「NSAIDs 処方してもなかなか効かなくて…」

→ ACNES は神経圧迫によるものだから，多くの薬剤で効果がないのは当然なんだ．神経障
　害性疼痛薬が効くことはあるけどね．

×「Carnett 徴候陽性ですが，腹筋が全然緩まないんですよ」

→腹筋に力を入れてピンポイントで圧痛があることだけでなく，お腹を緩めて圧痛がない
　（または非常に軽度）のを確認してはじめて Carnett 徴候陽性といえる．腹筋を緩められ
　ないのは，すでに腹膜炎になってそのため板状硬になっているということ．腹筋に四六時
　中力を入れていたら，Carnett 徴候が陽性になることくらいあるよ．それより早く，腹膜
　炎の原因を探しに行くべし．

林　寛之（Hiroyuki Hayashi）：福井大学医学部附属病院救急科・総合診療部

ACNES はこんなに頻度が高い疾患なのに，教科書にはほとんどページが割かれていないのはホント残
念だなぁ．総合診療部では月2〜3例くらい診ているが，いろいろ無駄な検査をされて診断が遅れてい
ることが多い．超音波の操作がうまくなって，神経ブロックできるようになると，結構喜ばれるんだ
けどねぇ．いまや超音波は必須の手技だから…あ，ER アップデートでも超音波の話をするので，沖縄
のビーチも満喫して勉強もしたい人はぜひ参加してください．コロナ禍の滅入った気分を吹っ飛ばし
てはっちゃけよう！ 申し込みは https://www.erupdate.jp/ まで．

1986　自治医科大学卒業　　　　　　　　　　日本救急医学会専門医・指導医
1991　トロント総合病院救急部臨床研修　　　　日本プライマリ・ケア連合学会認定指導医
1993　福井県医務薬務課所属　僻地医療　　　　日本外傷学会専門医
1997　福井県立病院 ER　　　　　　　　　　　Licentiate of Medical Council of Canada
2011　現職

★後期研修医大募集中！ 気軽に見学にどうぞ！ Facebook ⇒ 福井大学救急部・総合診療部

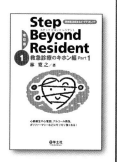

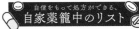
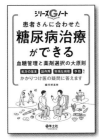
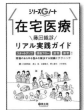
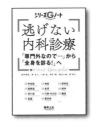

対岸の火事 他山の石
研修医が知って得する日常診療のツボ
中島 伸

他人の失敗を「対岸の火事」と笑い飛ばすもよし、「他山の石」と教訓にするのもよし。研修医時代は言うに及ばず、現在も臨床現場で悪戦苦闘している筆者が、自らの経験に基づいた日常診療のツボを語ります。

その262
続・ChatGPTを使ってみた

ChatGPTのおさらい

前回（2023年6月号）は話題になっている対話型人工知能（AI）であるChatGPTを使ってみた体験を述べました。

知らない人のために、簡単にChatGPTについてのおさらいをしておきましょう。これはOpenAIという会社が開発した対話型のAIです。パソコンでChatGPTのサイトを立ち上げ、日本語で質問を打ち込むと日本語で回答してくれます。例えば、「太陽系で最も大きな惑星は何ですか？」とか「大西洋の1番深いところは水深何メートルですか？」と尋ねると、即座に答えが返ってきます。ときに考え込むこともありますが、それでも10秒以内です。

使ってみてChatGPTがすごいと私が感じた点はいくつかあります。まず、インターフェイスがよくできていて、枠のなかに日本語で質問をテキストで打ち込むだけの簡単なものです。次に、返ってくる答えの日本語に全くといっていいほど不自然なところがありません。そしてテキストを打ち終わるか終わらないかくらいのスピードで答えが返ってくる速さにはいつも驚かされます。

聞くところによると、世界中で学生がレポート作成をChatGPTにやらせて手抜きをしているということですが、そういうこともありそうだ、と納得させられます。が、研修医の症例レポートにはまだま

だ使えそうもありません。自信満々に間違った情報を返してくるからです。

とはいえ、ChatGPTも不得意なことばかりではないはず。そこで、今回は私が使ってみて、この部分は得意なんじゃないか、と思った部分について述べたいと思います。

得意技その1：話し相手になってくれる

ユーザーがテキストで入力したことに対して即座に回答が返ってくるので、双方向性のやりとりがChatGPTの真骨頂。なので、愚痴を聴いてもらう相手としてピッタリです。試しに私は病院であった嫌なことを聴いてもらいましたが、ちゃんと相手をしてくれました。ただし、何かというと上から目線でアドバイスをしてくるのと、返事が長すぎるのが鬱陶しい気がします。悪い奴ではないのですけど。

また、愚痴を聴いてもらうだけでなく、問答しながら自分の考えをまとめるのにもちょうどいいと思います。例えば、「低出生率の日本に未来はあるのか？」という問題をとり上げてみましょう。これは、英検などのライティング問題としてよく出されるテーマだそうですが、私自身の考えをまとめてみようと思ってChatGPTとやりとりをしてみました。

まず、低出生率によって起こる少子化の具体的な問題点です。私は大きく4つあると考えています。まずは労働力が減ること。次に年金制度が形骸化すること。さらに若者の旺盛な消費活動の減少によって国家全体の経済規模が縮小してしまうこと。そして人口減少が続けば日本人が存在しなくなってしまうことです。まさに絶滅危惧種ですね。

これらの問題について私が自分の意見を述べようとすると、相槌だけ打つはずのChatGPTは滔々と自説を述べはじめるのです。そのなかには聴くに値する意見もありますが、大方は無視しておいた方がスムーズに話が進みます。

次に低出生率に関する4つの問題への対策案ですが、労働力の低下に対しては女性や高齢者を活用するとか、無駄な仕事をなくして余った労働力を活用するとか、無駄を減らして効率的に働くとか、いろいろな方策が考えられます。

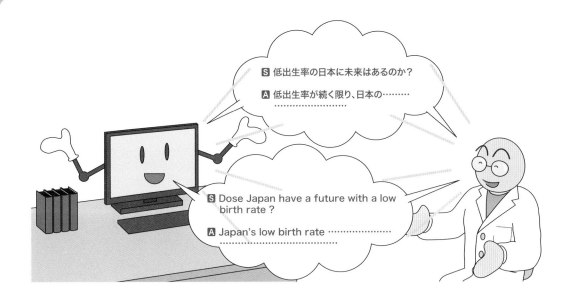

年金制度の形骸化問題についてはどうでしょうか？ 最低限のシステムとしての年金制度は残しておき，その時代の状況に応じて各種補助などで凌ぐべきではないかと思います．

また国家全体の経済規模が縮小してしまうという懸念ですが，われわれが追及すべきは幸福であって金持ちになることではありません．昭和の頃の貧しい生活は必ずしも不幸ではなかったように私は思います．

最後に人口が減少し続けて日本人が居なくなってしまう問題ですが，これは若者に対し経済的サポートや子供をつくりやすい環境づくりを行って，少しずつでも出生率を回復させるほかはないように思います．手っ取り早く移民で人口増を図るよりも，あくまでも日本人の出生率の増加を図るべきですね．

こんなことも ChatGPT とやりとりしなければ思いつかなかったので，考えをまとめるための話し相手としてはよくできています．

得意技その2：英会話の練習相手にピッタリ

私は以前からオンライン英会話でフィリピン人講師相手に英語を習っています．講師によっては一方的にしゃべってばかりの人もいるので，そういう人にあたった場合はスピーキングの練習にはなりません．また，音声によるやりとりだと瞬発力が必要なので25分のレッスンでも無茶苦茶疲れます．

その点，ChatGPT ならテキストでのやりとりなので瞬発力は不要です．「これは何と言うのだったかな？」と思っても，その言い回しを調べている間，忍耐強く待ってくれています．そして，キーボードから打ち込む程度の速さであれば，英語での言い回しも思いつくことができるので，ちょうどいいスピードでのやりとりになります．したがってライティングはもちろん，スピーキング能力の向上も期待できます．

私の場合，まずはあるテーマについて日本語でChatGPT とやりとりをしています．そうやって自分の考えがある程度固まったら，今度は英語でのやりとりを改めて行います．やっていて気になるのは自らの語彙の不足です．例えば先の「低出生率の日本」についての話題だと，「労働力」「消費活動」「出生率」などの簡単な英単語がわからないか，パッと出てきません．でも，正しい英語表現がわかった後はキーボードから何度も打ち込んでいるうちに覚えてしまいます．また，何を打ち込んでも ChatGPTからは何らかの反応があるので，こちらも再び返事をしなくてはなりません．つまり，ChatGPT との

やりとりは英文を書く牽引力になるわけです.

　一連のやりとりが終わったら，今度は自分の書いた部分だけを抽出して，文章校正ソフトのGrammarlyで添削しています. その過程で自分のスペルミスや文法の誤りに気づくので，いい勉強になります.

　ここから先はまだ試していませんが，以下のような英語勉強法があるのではないでしょうか. まず，Grammarlyを通しただけでは自然な英文になっているとはいえません. ここは是非，人による添削をしてもらいたいところ. 私自身はずっとIDIY（アイディ）というオンライン英文添削サービスを愛用してきたので，使うとすればそれになるでしょう. 次に自分で何度も音読したいところですが，その前に見本が欲しいですね. そのためにはGoogle翻訳の音読がなかなかいいのではないかと思います. そのほかにも「音読さん」など，無料で使えるいろいろな音読サービスがあるので，自分の好みにあったものを使うのがおすすめです. そしてできたものを手本にして何度も音読すると，自分の考えを即座に英語で表現することができるようになることが期待できます.

　以上，今回は私の経験をもとにChatGPTの得意分野について述べました. 皆さんの参考になれば幸いです.

最後に1句

> 愚痴を聴き　英語を教える　AIと
> 　　なれる気がする　よい友達に

中島　伸
（国立病院機構大阪医療センター脳神経外科・総合診療科）
著者自己紹介：1984年大阪大学卒業. 脳神経外科・総合診療科のほかに麻酔科，放射線科，救急などを経験しました.

2023年 春
研修医にオススメの 新刊・好評書

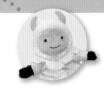

画像診断・検査に強くなりたい

読み方だけは確実に身につく 心電図
米山喜平 著

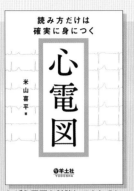

なぜ心電図を勉強してきたのに
まだ読めるようになっていないのか
- 定価 3,960円(本体 3,600円+税10%)
- ISBN 978-4-7581-0767-9

CPC形式 病理所見の見かた、病態の考えかた
研修医・医学生・若手病理医のための実践講義
金井弥栄／鈴木秀和／藏本純子 編

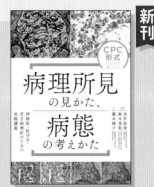

知っておくべき重要所見を
15症例にまとめ手とり足とり教えます
- 定価 4,950円(本体 4,500円+税10%)
- ISBN 978-4-7581-2402-7

新刊 3DCTで解剖から学ぶ 腹部エコーの基本とコツ
血管を指標にした走査法と超音波所見をマスターする
岡庭信司 編

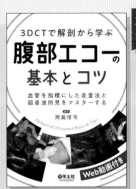

腹部エコーで重要な解剖や描出の
コツが豊富な画像と動画でわかる
- 定価 5,500円(本体 5,000円+税10%)
- ISBN 978-4-7581-1195-9

薬のことをよく知りたい

類似薬の使い分け 第3版
症状に合った薬の選び方とその根拠がわかる
藤村昭夫 編集

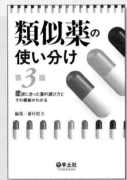

類似薬を比較しながら,患者に応じた
薬の使い分けが学べる大好評書
- 定価 4,180円(本体 3,800円+税10%)
- ISBN 978-4-7581-1889-7

レジデントノート増刊 厳選! 日常治療薬の正しい使い方
作用機序から納得! 外来・病棟の処方に自信がもてる30テーマ
一瀬直日 編

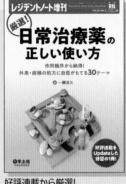

好評連載から厳選!
現場でよく使う薬の真髄が丸わかり!
- 定価 5,170円(本体 4,700円+税10%)
- ISBN 978-4-7581-1678-7

症状と患者背景にあわせた 頻用薬の使い分け 第3版
藤村昭夫 編集

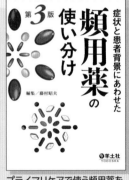

プライマリケアで使う頻用薬を
症状別に比較して解説!
- 定価 3,960円(本体 3,600円+税10%)
- ISBN 978-4-7581-2377-8

医師としてのスキルアップに

論文をどう読んでどう考えるか 僕らはまだ、臨床研究論文の本当の読み方を知らない。
後藤匡啓 著／長谷川耕平 監

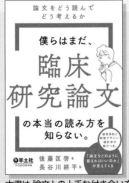

本書は,論文との上手な付き合い方を
紹介した本です
- 定価 3,960円(本体 3,600円+税10%)
- ISBN 978-4-7581-2373-0

あの研修医はすごい!と思わせる 症例プレゼン
ニーズに合わせた「伝わる」プレゼンテーション
松尾貴公／水野篤 著

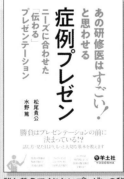

誰も教えてくれないプレゼンの秘訣を
伝授!研修医はまずこの1冊
- 定価 3,520円(本体 3,200円+税10%)
- ISBN 978-4-7581-1850-7

Stataを使ってやさしく解説 医療統計、データ解析しながらいつの間にか基本が身につく本
道端伸明／麻生将太郎／藤雄木亨真 著

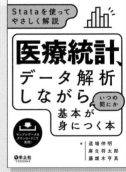

臨床研究に必要なとこだけ,
「読む+実践」ですんなりわかる
- 定価 3,520円(本体 3,200円+税10%)
- ISBN 978-4-7581-2379-2

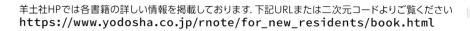

先輩たちも使ってきた必携の定番書から新刊まで,
2023年イチオシの書籍をpick upしてご紹介いたします.
ぜひ, 臨床研修のお供さがしにお役立てください!

羊土社HPでは各書籍の詳しい情報を掲載しております. 下記URLまたは二次元コードよりご覧ください
https://www.yodosha.co.jp/rnote/for_new_residents/book.html

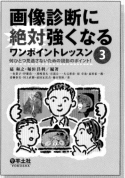

待望の最新刊!多角的な知識が
身につき,高精度な読影ができる!
■ 定価 4,400円(本体 4,000円+税10%)
■ ISBN 978-4-7581-1194-2

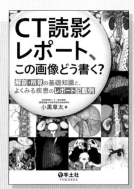

CT読影レポートの実例満載の入門書.
これでレポートが書ける!
■ 定価 4,180円(本体 3,800円+税10%)
■ ISBN 978-4-7581-1191-1

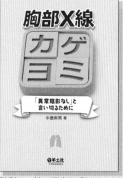

読影に一抹の不安を感じているなら,
最初に本書がオススメ!
■ 定価 3,960円(本体 3,600円+税10%)
■ ISBN 978-4-7581-1190-4

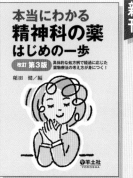

非専門医のための,精神科の薬の
基本と実践がわかる入門書!
■ 定価 3,850円(本体 3,500円+税10%)
■ ISBN 978-4-7581-2401-0

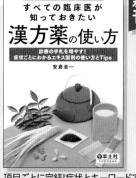

項目ごとに完結!症状とキーワードで
探す漢方薬の特徴と使い方.
■ 定価 4,950円(本体 4,500円+税10%)
■ ISBN 978-4-7581-2403-4

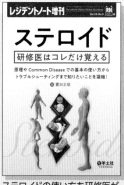

ステロイドの使い方を研修医が
よく出合う状況に絞って解説!
■ 定価 5,170円(本体 4,700円+税10%)
■ ISBN 978-4-7581-1663-3

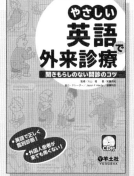

英会話が苦手な方に!簡単表現でも
しっかり伝わる診療英語を伝授
■ 定価 3,740円(本体 3,400円+税10%)
■ ISBN 978-4-7581-1726-5

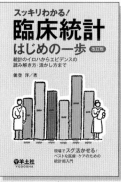

臨床現場でスグ活かせる!ベストな
医療・ケアのための統計超入門
■ 定価 3,080円(本体 2,800円+税10%)
■ ISBN 978-4-7581-1833-0

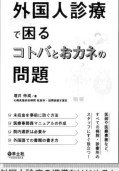

外国人診療の準備をはじめるとき
何をすべきかがわかる本!
■ 定価 3,080円(本体 2,800円+税10%)
■ ISBN 978-4-7581-1860-6

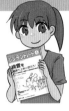

プライマリケアと救急を中心とした総合誌

レジデントノート

定価2,530円（本体2,300円＋税10％）
※2022年12月号までの価格は定価2,200円（本体2,000円＋税10％）

Back Number

大好評
発売中！

お買い忘れの号はありませんか？
すべての号がお役に立ちます！

2023年6月号（Vol.25 No.4）

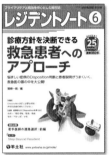

診療方針を
決断できる
救急患者への
アプローチ

悩ましい症例のDisposition判断と
患者説明がうまくいく、
救急医の頭の中を大公開！

編集／関根一朗

2023年5月号（Vol.25 No.3）

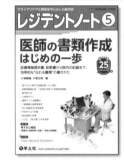

医師の書類作成
はじめの一歩

診療情報提供書、診断書から
院内の記録まで、
効率的な"伝わる書類"の書きかた

編集／大塚勇輝，大塚文男

2023年4月号（Vol.25 No.1）

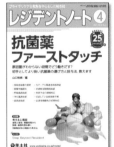

抗菌薬
ファーストタッチ

原因菌がわからない段階で
どう動きだす？
初手としてより良い抗菌薬の
選び方と投与法、教えます

編集／山口裕崇

2023年3月号（Vol.24 No.18）

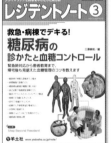

救急・病棟で
デキる！
糖尿病の診かたと
血糖コントロール

緊急時対応から患者教育まで、
帰宅後も見据えた
血糖管理のコツを教えます

編集／三澤美和

2023年2月号（Vol.24 No.16）

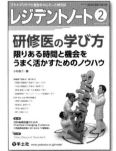

研修医の学び方
限りある時間と
機会をうまく活かす
ためのノウハウ

編集／小杉俊介

2023年1月号（Vol.24 No.15）

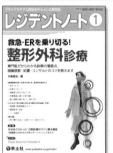

救急・ERを
乗り切る！
整形外科診療

専門医だからわかる診察の着眼点、
画像読影・処置・コンサルトの
コツを教えます

編集／手島隆志

2022年12月号（Vol.24 No.13）

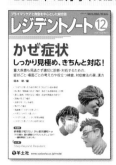

かぜ症状
しっかり見極め、
きちんと対応！

重大疾患も見逃さず適切に
診断・対処するための、
症状ごと・場面ごとの考え方や
役立つ検査、対症療法の薬、漢方

編集／岡本　耕

2022年11月号（Vol.24 No.12）

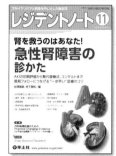

腎を救うのはあなた！
急性腎障害の診かた

AKIの初期評価から腎代替療法、
コンサルトまで
長期フォローにつなげる
"一歩早い"診療のコツ

編集／谷澤雅彦，寺下真帆

2022年10月号（Vol.24 No.10）

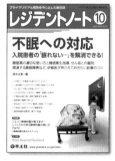

不眠への対応
入院患者の
「眠れない…」を
解消できる！

睡眠薬の適切な使い方と
睡眠衛生指導、せん妄との鑑別、
関連する睡眠障害など、
研修医が押さえておきたい診療のコツ

編集／鈴木正泰

2022年9月号（Vol.24 No.9）

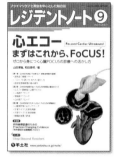

心エコー
まずはこれから、
FoCUS！

ゼロから身につく心臓POCUSの
診療への活かし方

編集／山田博胤，和田靖明

2022年8月号（Vol.24 No.7）

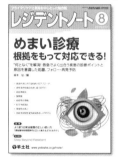

めまい診療
根拠をもって
対応できる！

"何となく"を解消！　救急でよく出合う
疾患の診断ポイントと原因を
意識した処置、フォロー・再発予防

編集／坂本　壮

2022年7月号（Vol.24 No.6）

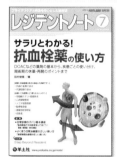

サラリとわかる！
抗血栓薬の使い方

DOACなどの薬剤の基本から、
疾患ごとの使い分け、
周術期の休薬・再開のポイントまで

編集／田村俊寛

以前の号はレジデントノートHPにてご覧ください ▶ www.yodosha.co.jp/rnote/

バックナンバーのご購入は，今すぐ！

● お近くの書店で：レジデントノート取扱書店
　（小社ホームページをご覧ください）

● ホームページから
　www.yodosha.co.jp/

● 小社へ直接お申し込み
　TEL　03-5282-1211（営業）
　FAX　03-5282-1212

※ 年間定期購読もおすすめです！

レジデントノート 電子版 バックナンバー

現在市販されていない号を含む，
レジデントノート月刊 既刊誌の
創刊号〜2019年度発行号までを，
電子版（PDF）にて取り揃えております.

・購入後すぐに閲覧可能　　・Windows/Macintosh/iOS/Android 対応

詳細はレジデントノートHPにてご覧ください

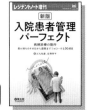
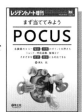
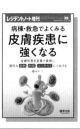
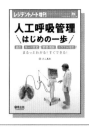
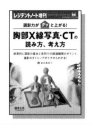
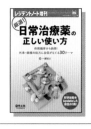
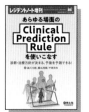
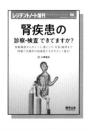

レジデントノート　次号 8 月号 予告

（Vol.25 No.7）2023 年 8 月 1 日発行

特 集

ひとまずここだけ！ 病棟での栄養療法 (仮題)

編集／松本朋弘 （練馬光が丘病院 総合救急診療科 総合診療部門）

初期研修医の先生が病棟業務のなかで栄養管理に関わる機会は多いかと思います．その一方，栄養療法を改めて教わる機会は少なく，栄養剤の種類の豊富さ・疾患ごとの考え方の違いなどを把握するのは難しいことだと考えられます．

そこで 8 月号では，極力ハードルを下げ，"初期研修医が栄養療法について学ぶ際は最低限ここを押さえておくべき"という内容に特化して解説します．あえて必要不可欠・実務的な内容のみに絞り，かつ具体的な行動指針は明確にすることをめざします．

連 載

新連載 日常診療でこんなに役立つ！漢方薬の使い方 ～漢方専門医が本音で教えます
「便秘・術後のイレウス予防」 ················· 吉野鉄大（慶應義塾大学医学部 漢方医学センター）

● 内科病棟診療のための Practice-Changing Evidence
「急性虫垂炎の抗菌薬による保存療法」 ················· 鈴木智晴（浦添総合病院 病院総合内科）

その他

※タイトルはすべて仮題です．内容，執筆者は変更になることがございます．

◆ 編集部より ◆

今月号の特集では, 救急外来で見逃せない緊急性・重症度の高い腹部疾患のCTの読み方をご解説いただきました. この疾患が疑われたときどう撮像条件を選ぶ? 絶対押さえたい撮影・診断のポイントは? 危険なサインがある場合の次の対応は? …など, 明日からの救急・当直にすぐ活かせる特集です.

また6月号に引き続き, 新専門医制度下の専攻医の先生方に各診療科の魅力やキャリアパス, プライベートとの両立等についてご執筆いただきました. 前編とあわせ全19領域の貴重なお話をぜひ進路選択にお役立てください. (溝井)

レジデントノート

Vol. 25 No. 6 2023〔通巻352号〕
2023年7月1日発行 第25巻 第6号
ISBN978-4-7581-2700-4

定価2,530円 (本体2,300円+税10%)〔送料実費別途〕

年間購読料
定価30,360円 (本体27,600円+税10%)
〔通常号12冊, 送料弊社負担〕
定価61,380円 (本体55,800円+税10%)
〔通常号12冊, 増刊6冊, 送料弊社負担〕
※海外からのご購読は送料実費となります
※価格は改定される場合があります

© YODOSHA CO., LTD. 2023
Printed in Japan

発行人	一戸裕子
編集人	久本容子
副編集人	遠藤圭介
編集スタッフ	田中桃子, 清水智子, 伊藤 駿 溝井レナ, 松丸匡兵
広告営業・販売	松本崇敬, 中村恭平, 加藤 愛
発行所	株式会社 羊 土 社

〒101-0052 東京都千代田区神田小川町2-5-1
TEL 03(5282)1211 / FAX 03(5282)1212
E-mail eigyo@yodosha.co.jp
URL www.yodosha.co.jp/

印刷所	三報社印刷株式会社
広告申込	羊土社営業部までお問い合わせ下さい.

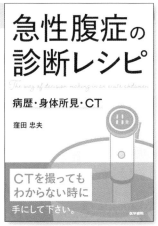

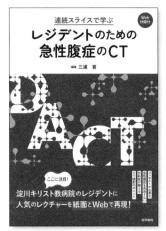

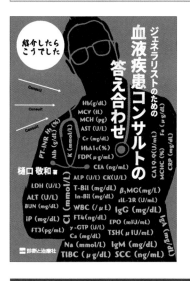
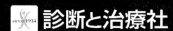

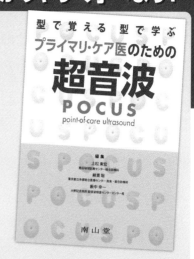
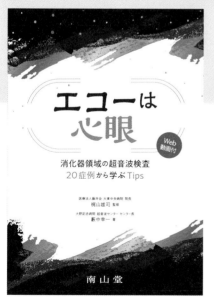

科研費申請書の
赤ペン添削ハンドブック
第3版

児島将康／著

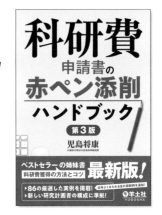

- □ 定価 4,400円(本体 4,000円+税10%)　□ A5判　□ 389頁
- □ ISBN 978-4-7581-2128-6

書き方がわかる厳選された86の実例集!

新しい申請書へ対応するだけでなく, 近年よくみられる8例を追加した最新版! あらゆる分野から厳選した86の実例をもとに, 採択へ向けて審査委員の視点と申請書改良の仕方を解説. 添削に役立つチェックリスト付き!

初めて応募する方には,
姉妹書
「科研費
獲得の方法とコツ」
もオススメです!

※上記紙面はイメージです

この他, 申請書の作成に役立つ補遺・付録つき

詳しくは,
羊土社ウェブサイトをご覧ください▶

発行 羊土社 YODOSHA

〒101-0052　東京都千代田区神田小川町2-5-1　TEL 03(5282)1211　FAX 03(5282)1212
E-mail : eigyo@yodosha.co.jp
URL : www.yodosha.co.jp/

ご注文は最寄りの書店, または小社営業部まで

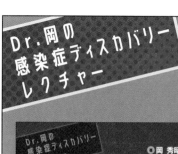
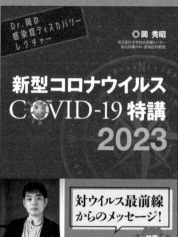

レジデントノート 7月号
掲載広告 INDEX